病が語る日本史

酒井シヅ

講談社学術文庫

学術文庫刊行に当たって

　この本は日本人の病で歴史を見つめたものである。昔から四百四病というように、病の種類が多いが、そのときどきに目立って登場する病がある。縄文時代のように古い時代は、病の痕《あと》は骨だけにしか残らない。そのわずかな痕がこの時代の人々の生活を想像させる。たとえば骨に残った痕は酷い。現代人には耐え難い苦痛を長期に耐え抜いた痕である。かれらは苦しみを負いながら、山野を狩猟にかけずり回っていただろう。また、遺跡から出た遺物からたくさんの寄生虫卵が見つかる。たえず腹痛に悩まされただろう。ちなみに寄生虫症は二十世紀に駆虫薬が普及するまで続くのである。

『日本書紀』などの史書にも病の記録が出てくる。飢饉《ききん》と病の連続である。このとき天皇は自分の政治の不手際から神の怒りを買い、それが流行病となって現れたと信じ、神の怒りをなだめようと国を挙げて大々的な祈禱《きとう》を行った。病の流行に政治が動かされたのである。

島国日本ならではの歴史がある。外国から多くの伝染病が入ってきた。結核は稲作が伝わった頃にやって来た。外からの人の往来が盛んになるにつれて天然痘、赤痢、麻疹が現れた。インフルエンザは世界流行と多かれ少なかれ時を同じくして起きていた。大航海時代は梅毒が入り、幕末に国を開いたあと、コレラ、ペストが入り、現代はエイズをはじめ種々の新感染症に見舞われている。外国からの新しい文明に不愉快な病がついてきたのである。本書ではそのときどきに生まれたエピソードについても語っている。

しかし、現代は過去になかった病をたくさん生み出している。新しいアイディアで生まれた医学はたくさんの病を克服し、苦しみを軽減してきたが、環境問題と同様に、快適な生活を求めた結果、生活習慣病など新しいタイプの病を生み出している。

これまでの病気の歴史は医学の力で病気を克服してきた方に目を向けてきたが、本書では、医原病など医学が犯した過ち、医学が置き去りにしてきた病気にも目配りをしている。生物学、化学を土台に身体的な研究を発展させてきた現代医学、とりわけ二十一世紀に入ってからの医学は発想を飛躍的に展開している。一つの細胞から臓器を作ることも夢でなくなってきた。病の歴史は大きく塗り替えられていくにちがいない。しかし、ヒトだけを追究していては治らぬ病が多くある。〝こころと人間〟を癒す医療が大切である。

病の歴史をみると、ヒトの医学（現代医学）が盛んになる前は、医者に診てもらい、家族の手厚い看護を受けていたが、大事なことは神に祈ることであった。やすらぎを得ることが医の基本であったからだ。現代医学が変わっても基本は変わらないと思う。

平成二十年六月十五日

酒井シヅ

目次

病が語る日本史

第一部　病の記録

一　骨や遺物が語る病

わが国ではかつて年間一万件を超える遺跡が発掘され（最近では減って七千〜八千件）、太古へのロマンが広がる。遺跡から発掘される多数の人骨には、苦しんだ病や外傷の跡が残り、病に悩まされていた太古の人の姿を刻んでいる。

こうした人骨や遺物から、縄文・弥生時代の人が病んだ病気はどのようなものであったのかをつきとめることで、古代人の生活に思いを馳《は》せることができる。

病の跡は骨に残るだけでなく、住居跡のトイレからもわかる。そこにはしばしば糞《ふん》石《せき》が見つかるからである。糞石というのは文字どおり、糞の化石であるが、それを現代科学の目で化学分析すると、何を食べていたのかまでわかる。同時に土から寄生虫卵の跡を見つけることもある。現代の寄生虫は縄文時代から引き続き、人々を苦しめてきたのである。

ところで、骨や遺物から病気を研究する学者を古病理学者といい、エジプトのミイラなど古代の遺物の研究から始まった。

日本でも、人類学者が縄文・弥生時代から近世にいたるまでの遺骸《いがい》を通し古病理学的研究をしてきた。しかし、古病理学者の数はまだ少ない。そのために、近ごろのように、各地で遺跡が続々と発掘されると、すべての骨を古病理学的に調査するには、人手が足りない。

その道の権威者鈴木隆雄氏は、数少ない調査結果からでも縄文時代の人々を悩ませた病が生き生きとよみがえるという。

だが、古病理学では、残念なことに、急性伝染病や食中毒、糖尿病などのように骨に跡を残さない病は研究できない。跡が残っていないからである。

しかし、急性疾患でも、エジプトのミイラなどや、中国の長沙《ちようさ》市の馬王堆《まおうたい》で見つかった漢墓から出土した皮膚などの軟部組織が残っている遺体から手がかりを得ることもある。

1　外傷と骨折

縄文時代の人骨には、外傷の跡が残った骨がある。そうした骨の中に、狩猟漁撈《ぎよろう》採集生活の過酷な環境をよくぞ生き残ったと感嘆させられる骨がある。

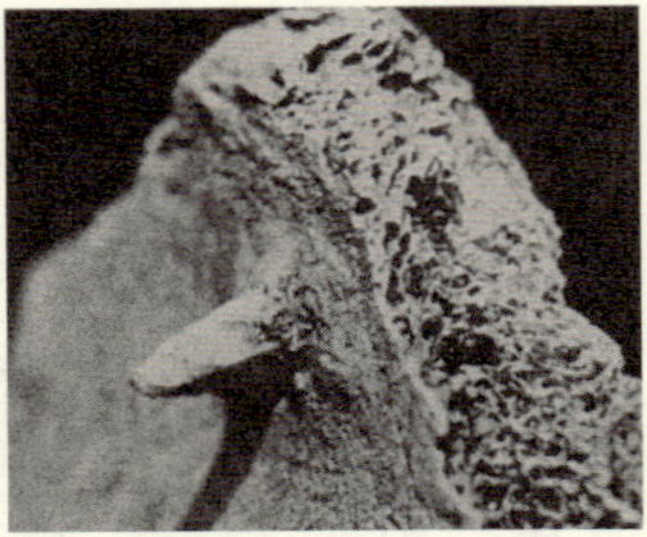

石の矢じりが突き刺さった骨盤（鈴木尚氏提供）

人類学者鈴木《すずき》尚《ひさし》氏らが福島県駒ケ嶺三貫地《さんがんち》貝塚の縄文遺跡から発掘した男性の骨である。この男性の骨盤には石の鏃《やじり》が刺さったまま、鏃の先が骨盤内に突き出している（上図）。驚いたことに、鏃の周りをつつむように新しい骨組織が増殖していた。鏃の位置から、この男性が後方から弓で射られ、鏃が骨盤内まで達する重傷を負ったと推定できるが、相当な出血に耐え、痛みに耐えて、かなり後まで生き延びたことをこの増殖した骨組織が物語っている。

だが、これは稀《まれ》な例かもしれない。多くは即死しただろう。愛媛県上黒岩岩陰《かみくろいわいわかげ》遺跡から発掘された、縄文前期の男性は骨盤に鹿の骨でつくったヤリの先が刺さったまま、即死していた。

狩猟採集生活や戦いで山野を駆けめぐっていた縄文人には骨折が多い。とくに大腿《だいたい》骨《こつ》骨折が多い。現代の大腿骨骨折は老人に多く、腰骨とつながる頸部《けいぶ》が折れるが、縄文人の骨折は太い骨幹部がポキンと折れている。山野を激しく歩き回っていて転落して折れたのだろうと鈴木隆雄氏は推測する。

骨折した部分がずれたまま癒着している骨も見つかる。癒着するまで数年はかかったであろうが、その間も足を引きずりながら山野を駆け回って、食糧を集めていたにちがいない。驚くべき生命力である。しかし、二本からなる下腿の骨が折れたあと、副木《そえぎ》をあてて固定しただろうと思われる例があった。新しい治療法が生まれていたのである。

2　骨が語る病気

【慢性関節炎】現代では、ほとんどの老人が膝《ひざ》や腰の痛みを訴え、若い人たちもリウマチ性などの慢性関節炎に悩まされているが、アメリカでは石器時代の骨に関節炎が見つかっている。

関節炎は病気の中でもっとも古い証拠を残している。長い歴史をもつ病気である。縄文人も慢性関節炎を病んでいた。それもかなりひどい関節炎を病んでいた跡を残している。

若い縄文人にも関節炎が見つかる。膝の関節炎のために、大腿骨と下腿骨が膝で癒着して、くの字に曲がったまま繋《つな》がった骨も見つかった。縄文人の狭い住居では、足を曲げたまま暮らさなければならなかったからである。

しかし、この骨には、不自由な足であったにもかかわらず、そうとう山野を歩き回った跡が残っていた。つまり、下肢の筋肉が現代人よりはるかに発達していた跡が骨に残っていたのである。食糧を求めて、足を引きずりながら、力強く山野を歩き回ったにちがいない。

【ポリオ】縄文人の骨から発育不全の人骨が見つかることがある。宇都宮市大谷寺洞《おおやじどう》窟《くつ》から四歳くらいの幼児のほかに、女性の成人三体と生後数ヵ月の乳児が一体、合計五体が発掘された。ここを調査した小片丘彦《おがたたかひこ》氏によると、女性の頭蓋骨《ずがいこつ》には蓄膿《ちくのう》の跡があり、肘《ひじ》や膝は関節炎を患っていた。小児の下肢は左右で発育が違っていた。小片氏は、この子は脊髄性小児麻痺《せきずいせいしょうにまひ》（ポリオ）であったと診断している。

ところで、ポリオの歴史は古い。紀元前三〇〇〇年ごろの古代エジプト王朝の壁画に、右足が極端に細くて、短く、つま先立ちの王子が杖《つえ》をついて立つ姿が描かれている。同時に、この王子のミイラが残る。両者を調査した結果、王子はポリオを患っていたというのが定説になっている。

縄文人の小児がポリオであったことが確かであれば、アジアの東の果ての日本でも、ポリオが発生していたことになる。興味深い問題を投げかけている。

話は変わるが、ポリオの骨が一家族の中にあったことは、縄文社会で身体障害児が親の保護のもとで生活していたことを物語る。彼らの生活は身障者を養う余裕があったといえる。

しかし、この一家の骨に、男性の骨がない。なぜだろう。謎《なぞ》が深まる。実は、同じ場所から鈍器でたたき割られた人骨が散乱しているのが見つかった。小片氏はこれは食人の跡だと推測する。環境がひどく変化して、生活に困窮し、食人を行ったかもしれない。しかし、食人の跡の骨には、必ずといっていいほど病変が見つかっている。

小片氏は病死か、重い病を患って弱っている人を食べた可能性が高いと推測している。環境の急激な変化は、伝染病の流行か、天候の異常であった可能性が高い。異常気象で食糧が枯渇したために、男たちは新たな場所を探して、女性や子供を置き去りにしたのかもしれない。男たちは家族を食べることなく、どこかに立ち去って行ったのだろう。

ポリオを患った骨は北海道南西部の縄文後期の遺跡からも出土している。ここから出た入江9号人がポリオを患っていた。鈴木隆雄氏によると、この人骨は二十歳未満の男性であった。頭や胴体は正常に発育していたが、腕や足の骨が、まるで幼児の骨と間違えるほど華奢《きやしや》であった。骨の発育不全をもたらす病を患っていたのだろう。鈴木氏は幼児期にポリオにかかって、手足が不自由になったのだと推測する。このからだでは狩猟に行っても、獲物を捕まえることはできなかっただろう。しかし、ここの骨は二十歳ごろまで生きることができた。家族の愛情に恵まれた生活があったことを物語っている。

【結核】死は長患いの後に訪れたり、突然、襲ってくることもある。太古においても、伝染病がはやったとき、あるいは食中毒で突然、亡くなったこともあったにちがいない。しかし、骨に跡が残らない病気については、病が記録されるようになるまで追究する手段がない。多くの伝染病がそうであったが、例外があった。結核である。

慢性結核になって、脊椎《せきつい》が結核に冒されて、変形したとき、跡が残る。ところで、結核は縄文時代には国内に入っていなかったというのが通説である。結核は文化とともに、先進国から入ってくる病気だからである。つまり、大陸からの文化が入ってきた弥生時代になって現れたのである。

このころになると、集落間の交流が始まっていた。病気も交流が始まっていたのである。社会が広がることによって、さまざまな病気が往来して、病気の種類がふえていったのである。

結核が顕著に現れてきたのは、古墳時代になってからであった。小片氏は、千葉県小見川《おみがわ》で発掘された、古墳時代後期の老人の骨に結核の跡を見つけている。背骨などに結核の跡が残っていた。老人は慢性のひどい結核を患っていたのである。

鈴木氏は、東京大田区で発掘された六世紀の女性の骨に脊椎カリエスの跡を見つけている。女性の背骨は胸椎の七番目から二番目の腰椎までが癒着して、一つの骨に固まっていた。これでは腰をかがめることができない。

また、宮崎県えびの市の旭台《あさひだい》地下式横穴墓群から発掘された男性にも胸椎から腰椎にかけて結核の跡があった。

このように骨に跡が残るほど重症な結核があったことは、もっと軽い結核患者がこの何十倍もいたことを物語る。集落間の広がりは子孫へと伝わって、人と結核とのつきあいは、現代まで続いてきたのである。

【奇形】『日本書紀』や『古事記』によると、イザナギノミコトとイザナミノミコトが国造りを始めたとき、最初に生まれた子供が手足がなえた子、蛭児《ひるこ》（『古事記』では水蛭子）であったために、蛭児は葦舟《あしぶね》に乗せられて流された。これと似た話が台湾や沖縄にもあり、異常児は遺棄された。

しかし、奇形が神格化されることもあった。応神《おうじん》天皇は上膊《じょうはく》（二の腕）の筋肉が異常に盛り上がっていた。それが弓具の鞆《とも》に似ていたことから、弓の名人として神格化されたのである。

このほか、尋常でない身体であるために、とても生き延びることができないと誰もが思った子供が生き延びたとき、神格化された。飛驒《ひだ》国のスクナがその例である。スクナは、「壱体にして、両面あり、両各相背けり、頂合して、項なし。各に手足あり、その膝ありて、膕踵《かくしょう》（ひかがみとかかと）なし」であった。シャム双生児である。スクナが異様なのは外見だけでなく、怪力の持ち主でもあった。それで悪神としてまつられたのであった。

そのほか、単眼症も崇拝されている。いずれも普通では助からないと思われた例が生き延びたとき、超能力の持ち主としてまつられたのである。

ときには人工的に異常をつくることがあった。鈴木尚氏らが発掘した骨に、すべての歯を三角に削ってとがらした人骨があった。大変な苦痛に耐えた骨である。こうした異常な骨には、集落の長などの骨が多い。長となるために必要な儀式であったのかもしれない。

南米などで頭骨に穴を開けた骨が発見されているが、それも何のためであるか謎である。しかし、命に関わる手術を受けて、生き残ることができれば、超能力をもつ人物とみなされて、呪術師《じゆじゆつし》とか、高い地位についたにちがいない。

このように、古代人は奇形を恐れたか、遠ざけるばかりでなく、時には崇拝していた。

3　土が語る病気

古代人の住居跡や墓地の土から、古代の病気を探る研究が行われている。小片氏は熊本県宇土市宮庄の轟《とどろき》貝塚の墓地で、埋葬された女性の遺体の腹部にあたるところの土が黄色いことに注目した。そこはちょうど大腸と肛門《こうもん》が収まっていた場所であり、黄色の土の塊は大腸の走行に一致していた。

小片氏はこの土は腸の中に消化されないまま残った食べ物であると直感して調べた。想像はあたった。土からマイワシ、カタクチイワシ、ハゼなど小魚の骨が見つかった。

女性は食後、数時間で急死したにちがいない。食中毒であったかもしれない。あるいは脳出血などで突然死したのかもしれない。これだけでは死因はわからないが、黄色い土は小魚の残骸《ざんがい》であった。土からこのころの食生活も明らかになったのである。

土の研究は、住居跡のトイレの土の調査へと発展した。平成四年、奈良国立文化財研究所飛鳥藤原宮跡調査部は藤原宮の発掘調査で便所遺構を発見したとき、土に現代科学の目を当てて、化学分析した。

そこでもカタクチイワシなど小魚を食べていたことがわかった。また、それ以上に大きな収穫は便の土から回虫、鞭虫《べんちゆう》、肝吸虫《かんきゆうちゆう》、横川吸虫《よこがわきゆうちゆう》の卵が見つかったことである。

これらの寄生虫は必ず中間宿主を必要とする。中間宿主は川魚である。食用の川魚から寄生虫に感染していたのである。ひどい腹痛に悩まされていたにちがいない。寄生虫の歴史は人類の歴史と同じくらい古い。腹痛が虫と関係があることは経験から知っていた。それは病の直接の原因を発見した最初であったにちがいない。

そこで、古代からさまざまな病気を虫のせいにしてきた。道教では、九種の虫が病気を引き起こすと信じ、虫封じが重要な行事となっている。

道教の影響が色濃く残る台湾ではいまでも「虫封じ」が行われている。日本も近代医学が広まるまで、虫封じは大切な行事であった。東京の御蔵島《みくらじま》では、ひきつけや疳《かん》の虫は三世代そろっている家から食べ物をもらって食べさせると治るという俗信があった。

二　古代人の病

病気になると、不運を嘆き、どうして病気になったのかと原因を考えるが、思い当たらないことが多い。重い病気であればあるほど諦《あきら》めがつかない。しかし、現代では、病気はあくまで個人の運命としてとらえる。ところが、古代では病気を神仏の祟《たた》りと信じていた。とりわけ、天下に大流行する疫病は、天皇の失政によって天地に異変が起こり、発生すると信じられていた。

1　疫病と疫神

有史前から疫病がはやったが、古代人は疫病にさんざん苦しめられていた。その記録は『古事記』や『日本書紀』に「えやみ」「えのやまい」として出てくる。平安初期につくられた、日本最初の分類体漢和辞書『和名類聚抄《わみようるいじゆしよう》』によると、「えやみ」とは「疫、衣夜美、または度岐之介、〈説文〉では民が皆病む病である」とある。疫病は流行すると、誰彼なく、一斉に、身分の上下にかかわりなく、平等にかかる病であった。

『古事記』の注釈をつけた本居宣長《もとおりのりなが》は、『古事記』で疫病を役病と書くのは、「彼の役」に差されて立つに似ているからだと解釈する。「彼の役」とは税金のようなものである。疫病はまた「ときのけ（時気）」とも呼んだが、それは四時（季節）が不順になると発生する病だという意味である。疫病と天候異常は深く関係があると信じていたのである。失政によって天候の異常が生じ、天候異変は飢饉《ききん》を生み、その結果、疫病が蔓延《まんえん》すると信じていた。それで疫病が発生すると、天の支配者に向けて大々的に祈《き》禱《とう》を行ったのであった。

『日本書紀』によると、疫病の最初の記録は崇神《すじん》天皇五年で、「国内に疫病多く、民の死亡するもの、半ば以上に及ぶほどであった」とある。天皇はそれを嘆き、斎戒沐《さいかいもく》浴《よく》して、宮殿を忌み清め、祈禱した。そのとき夢に大物主神《おおものぬしのかみ》が現れ、「国のうまく治まらないのは、わが意《こころ》によるものだ。自分をわが子大田田根子《おおたたねこ》（『古事記』では意富多多泥古命）をもってまつらせば、神の気（祟り）おこらず、国安らぐだろう」と告げた。

そこで全国に早馬を飛ばして大田田根子を探し、和泉《いずみ》の陶邑《すえむら》に見つけた。素性を尋ねたところ、大物主神の子供であるという。天皇は大いに喜び、大田田根子を祭主とした。さらに各地に天神地神をまつると、疫の気のことごとく止み、疫病は鎮まった。崇神天皇の年代は不明なところが多い。したがって、正確な年代はわからない。しかし、中国では紀元前からたびたび疫病が流行していた。それが日本と大陸の交流が盛んになったころから朝鮮半島を経て、日本にも伝わっていたにちがいない。

また、ここに述べている神事もまた、人々が疫病を天の神々や地の神々の支配で生ずるものだと信じていたことを語っている。後の世まで疫病がはやるたびに、祈禱が大々的に行われたのである。

ところで、大宝律令《たいほうりつりょう》では、神祇令《じんぎりょう》に、春になると鎮花祭《はなしずめのまつり》を行うことを定めている。鎮花祭とは花片が飛散する春には、疫神が四方に疫気を四散して疫病を発生させると信じて、疫神を鎮めるための祭りである。『令義解《りょうのぎげ》』によると、奈良県桜井市三輪の大神《おおみわ》神社と狭井《さい》神社で最初の鎮花祭が行われたのであった。その後、京都の今宮《いまみや》神社で疫神をまつる祭事が行われ、それが近畿地方での鎮花祭の始まりとなった。

崇神天皇の夢枕にたった大物主神は因幡《いなば》の白兎《しろうさぎ》の神話に登場する大国主命《おおくにぬしのみこと》である。兄の神々のたくらみで苦しむ兎を救い、自らも兄神らから与えられた苦難に耐え乗り越えた、心優しい英雄神で、八百万《やおよろず》の神々の中で、馴染《なじ》み深い神である。それでいまも、多くの神社に大国主命は少彦名神《すくなひこなのかみ》とともに医神としてまつられている。

少彦名神は大国主命とともに、人民を治めた神である。あるとき大国主命が出雲《いずも》の御崎にすわっていると、波間に小さなガガイモの舟に乗り、ヒムシでつくった衣（絹の着物）をきた小神が現れた。この小さな神は母神の指の間から漏れて落ちた少彦名神であった。博識であったことから、大国主命と力をあわせて国を治めることを命じられたのであった。それで、後にこの二神は医神としてまつられ、治療の神、無病息災の守り神として信仰されてきたのである。

2　蘇民将来伝説

伊勢市では玄関の注連縄《しめなわ》に、「蘇民将来子孫之門戸也」と書いた札が下がっている（次ページの写真）。この家は蘇民将来《そみんしょうらい》の子孫の家であるから疫病が入らない、というまじないである。

伊勢市に限らず、全国各地に蘇民将来信仰があるが、『備後国風土記《びんごのくにふどき》』の蘇民将来の話がよく知られている。それをかいつまんで話すと、次のようになる。

北の海に住む武塔神《たけとうのかみ》が、あるとき南の海に住む女神を訪ねた。疫隈《えんのくま》の社まできたと

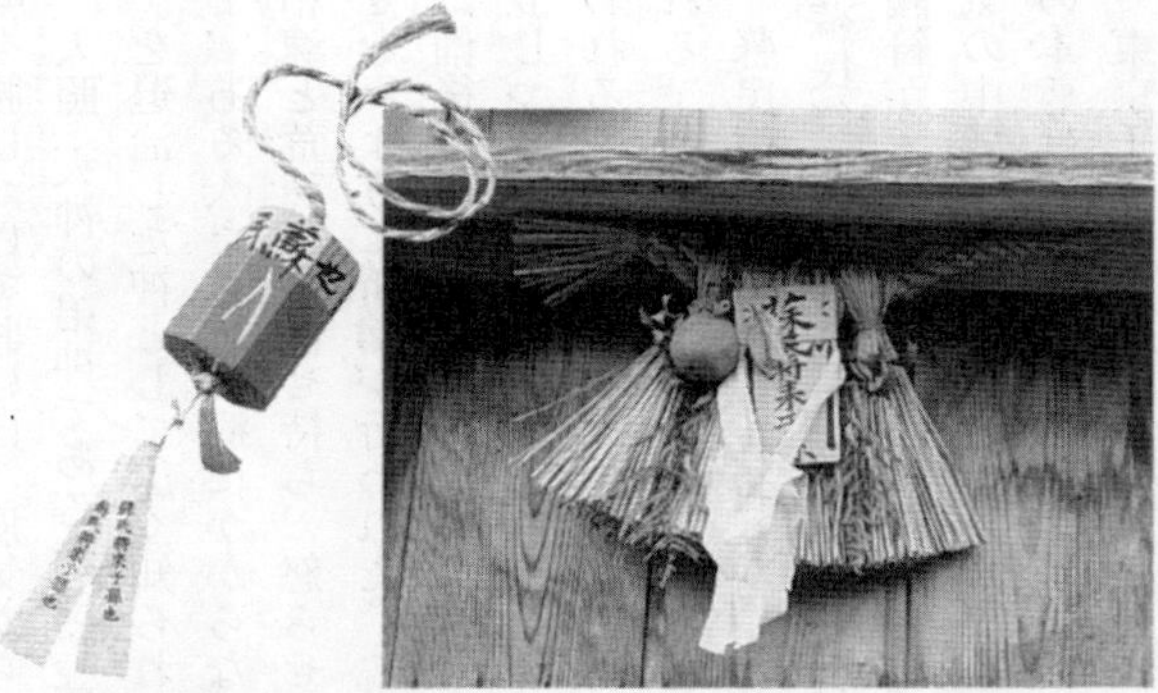

注連縄に飾られた蘇民将来のお札（右）と護符（左）　護符は信濃国分寺八日堂の柳材の六角柱状のものが有名である

ころで日が暮れた。そこには蘇民将来と巨《こ》旦《たん》将来の兄弟が住んでいた。武塔神はまず金持ちの巨旦を訪ねて宿を頼むと、身も知らぬあやしげな者を不審に思った巨旦は断った。次に貧乏だが、こころ優しい蘇民を訪ねた。蘇民は粟柄《あわがら》の座と粟飯《あわいい》しか出せないがといって、快く泊めてくれた。

それから数年たったある年、武塔神は同じ村を神々を従えてやって来た。蘇民の家を訪ねて、茅《ちがや》でつくった茅《ち》の輪《わ》を贈って、蘇民将来の子孫はすべてこれを腰につけておくようにといって立ち去った。その後で疫病が流行したとき、茅をつけた蘇民将来の子孫以外の者はみな死んだ。武塔神は「われは速須佐雄（素戔嗚尊《すさのおのみこと》）である。後の世も蘇民将来の子孫は、証拠として茅の輪を腰につけておけば、疫気から逃れることができる」といった。

天照大神《あまてらすおおみかみ》の弟神である素戔嗚尊は、乱暴で怖れられた神であった。ヤマタノオロチを退治した神として広く知られる。疫気をばらまくこともできる神であった。それで、ある人たちを疫病にかからないようにすることもできたのである。日本の神々は和魂《にぎたま》と荒魂《あらたま》とを併せ持ち、怒らせると荒魂神となり、祟りとなる。それで神々を怒らせないように祈禱が行われた。

『備後国風土記』の蘇民信仰はおそらく茅の輪伝説と蘇民将来伝説と素戔嗚尊信仰が混じってできたものであろう。いまも神社によって六月晦日に「夏越《なご》しの祓《はら》え」が行われる。この時期が近づくと、境内に大きな茅の輪がつくられ、茅の輪くぐりが行われる。蘇民将来の子孫の護符は各地で売られている。

蘇民信仰の中でも有名なのが、岡山県岡山市の西大寺《さいだいじ》や岩手県奥州市の黒石寺《こくせきじ》の「蘇民祭」である。黒石寺のものは、大寒のさなか、夜中に、たくさんの蘇民将来の護符が入った蘇民袋を、裸の男たちが奪い合う激しい祭りである。裸の男の怒声と熱気の中で、汗が湯気となり、燃えるたいまつの明かりが幻想の世界へと誘う。黒石寺の本尊は薬師如来であり、蘇民信仰が薬師信仰と結びついている。

東京千代田区永田町の山王日枝《さんのうひえ》神社では蘇民信仰が神事として行われる。このように蘇民信仰はさまざまな形で現代に続いているのである。

3　仏教伝来と疫病

次に、『日本書紀』に登場する疫病の記事は、欽明《きんめい》天皇七年（五四六）であった。『日本書紀』の継体《けいたい》天皇から欽明天皇にいたる記事は作為が多くて信用できないというのが通説であるので、この年の流行が事実であったかどうかはわからない。が、欽明天皇の御代から突然、疫病の記事が出てきたのであった。

『日本書紀』によると、欽明天皇十三年に仏教が伝来したと記されているが、このとき天皇は仏教の説を聞かれて、「未だかつてこれほどのくわしい法を聞いたことはなかった」と歓喜され、群臣に礼拝の可否を求めた。それに対して、蘇我稲目《そがのいなめ》は「西の諸国はみな仏教を礼拝しています。日本だけどうしてひとり礼拝しないでいられましょう」と答えたが、政敵の物部尾輿《もののべのおこし》は「わが国の天下に王とまします人は、つねに天地百八十神を四季ごとに祀《まつ》ってまいりました。いま改めて蕃神（仏）を礼拝するならば、国神《くにつかみ》の怒りを招くでしょう」と反対した。

しかし、天皇は蘇我稲目に個人的に礼拝することを許した。蘇我稲目は小墾田《おはりだ》の家に仏像を安置し、ねんごろに世をいずる業（仏道）をおさめるよすがとし、さらに向原の家を清めて寺とした。すると、国内に疫病が大流行した。物部尾輿らは、疫病は蘇我稲目が仏像を礼拝したためであるから、仏像を破棄するようにと天皇に奏上した。天皇はその言葉を入れて、仏像を難波《なにわ》の堀江に流し捨て、伽藍《がらん》に火を放ったのであった。

以上は『日本書紀』の記事であるが、今日、仏教伝来の年は『元興寺伽藍縁起《がんごうじがらんえんぎ》』などによる五三八年説が有力視されている。同縁起によると、五三八年から数年後に疫病が流行したという。欽明天皇七年の流行とほぼ一致する。

ふたたび『日本書紀』に戻ると、敏達《びだつ》天皇十三年（五八四）に百済《くだら》から二つの弥勒《みろく》の石像がもたらされた。蘇我馬子《そがのうまこ》（稲目の子）がこれを供養することとした。全国に使いを出して修行者を探し、還俗《げんぞく》していた僧、恵便《えべん》を探し出し、仏像を安置する仏殿を建てて、供養した。翌十四年に大野丘《おおののおか》の北に仏塔を建てて大供養をしたが、それから九日後、蘇我大臣（馬子）が病になったために占わせると、父の時にまつった仏神に祟られているという。それで父稲目のまつった仏に命乞《いのちご》いをして供養した。しかし、このとき国中に疫病が大流行したのであった。

物部守屋《もののべのもりや》は、この疫病は天皇が蘇我の言い分を聞いて仏教信仰を許したからであると申し上げた。天皇はそれが明白であるなら仏教をやめよと申された。そこで物部は自ら仏像を焼き、焼け残った仏像を難波の堀江に投げ捨て、尼たちをとらえ、海石榴《つば》市《いち》に閉じこめた。

このとき天皇と物部守屋はにわかに瘡《かさ》を病み、各地で大勢の人が瘡のために亡くなった。瘡を病んだ者は「身を焼かれ、打たれ、砕かれるようだ」といい、泣きながら死んでいった。人々はこれは仏を焼いたせいだと言い合ったのであった。

それまで疫病とだけ記していたものが、ここではじめて「瘡」とある。痘瘡《とうそう》（天然痘）である。その後、人々は痘瘡に苦しめられ続けたのであった。

敏達天皇十四年、三月に始まった疫病は六月になっても続いていた。馬子は天皇に、「私の病が重く、いまにいたるまで治る気配がない。仏の力に頼らなければ、救い治めることは難しい」と申し上げた。天皇は馬子がひとりで仏法を行うことを許したが、この年、秋八月に敏達天皇が崩御された。『日本書紀』にはそのときから蘇我と物部の対立があからさまになったとある。

それから二年後、用明《ようめい》天皇二年（五八七）四月、天皇は病まれ、みずから仏教に帰依することを望まれた。物部守屋はなぜ国神に背いて、他の神を敬うのかと反対した。それに対して、蘇我馬子が天皇の詔《みことのり》に従ってお助けすべきであるといって、豊国法師を内裏に入れた。このあと物部と蘇我の戦いが始まるが、天皇の瘡の病は癒えず、崩御された。

『日本書紀』ではこのように仏教伝来を疫病の流行と結びつけているが、『豊浦寺古縁起《とゆらでらこえんぎ》』や『元興寺縁起』では仏教弾圧は仏教の保護者蘇我稲目が亡くなったことによるという。

しかし、時代が下って斉明《さいめい》天皇三年（六五七）には、内大臣中臣鎌足《なかとみのかまたり》が重病の際、天皇が百済の禅尼法明《ほうみょう》に維摩句《ゆいまく》を唱えさせたとき、読経が終わらないうちに病が治った。このことに感激した鎌足が山科《やましな》に精舎《しょうじゃ》を建て、斎会《さいえ》を始めた。維摩会《ゆいまえ》の始まりである。

さらに、持統《じとう》天皇の御代に仁王会《にんのうえ》が始まり、聖武《しょうむ》天皇の御代に大般若会《だいはんにゃえ》が始まり、淳和《じゅんな》天皇の御代から最勝会《さいしょうえ》が設けられた。その後、朝廷では疫病、飢餓、災害に際してこれらの経を読経したのであった。

4　飢饉と疫病

歴史に出てくる四度目の疫病の大流行は文武《もんむ》天皇二年（六九八）であった。『続日《しょくに》本紀《ほんぎ》』によると、同年の三月に越後《えちご》で発生し、四月に近江《おうみ》、紀伊《きい》に広がり、翌三年春には、信濃《しなの》と上野《こうずけ》、五月に相模《さがみ》、同四年春に信濃、十二月に大和《やまと》で疫病がはやった。このときから和銅《わどう》六年（七一三）までの間、ほとんど毎年のように疫病が各地に流行して、その都度、施薬が行われた。

大宝律令が制定された翌年、大宝二年（七〇二）には二月に越後、六月に上野、翌三年三月には、文武天皇三年と同じ信濃と上野、五月に相模と疫病が発生している。翌年（七〇四）は慶雲《けいうん》と改元したが、同年三月にまた信濃に発生、夏には伊豆《いず》と伊賀《が》、翌二年には二十ヵ国に広がった。

続く慶雲三年には、疫病が閏正月《うるう》から京畿《けいき》、紀伊、三河《みかわ》、駿河《するが》一帯に広がりをみせた。ここ数年続いてきた疫病が広い範囲に及んできたことで、朝廷はこれを天下の病とみなし、このときはじめて、律令の神祇令に則《のっと》って祈禱をすることを命じた。しかし、疫病の勢いはいっこうに衰えをみせず、四月には河内《かわち》、出雲、備前《びぜん》、安芸《あき》、淡路《あわじ》、讃岐《さぬき》、伊予《いよ》と西日本全域に広がっていた。

このように、この年の疫病は全国的に流行したことから天皇は十二月大晦日に、天下諸国に広がった疫病でたくさんの百姓が死んだことを憂え、土牛《どぎゅう》をつくり、大儺《たいな》（鬼遣らい）を行った。大儺は中国伝来の疫鬼を追い払う儀式である。その後、大儺は年中行事に加えられ、いまでは節分の「豆まき」行事になったのである。

疫病は慶雲四年（七〇七）になっても止まなかった。朝廷から全国各地の神社に使いが出され、神社で大祓《おおはらえ》を行い、四月には国中に賑恤《しんじゅつ》（貧しい人や被災者に金品を与えること）を施した。だが、丹波《たんば》、出雲、石見《いわみ》では激しさを募らせていた。いずれも朝鮮に近接した場所である。そこでこれらの国の神社に朝廷から幣帛《へいはく》が奉じられ、京畿《けい き》の寺院と諸国の寺に読経を命じたのであった。しかしながら、こうした努力もはかばかしい結果をもたらさなかった。

翌五年正月に武蔵《むさし》国から銅が献上されて、和銅《わどう》と改元された。しかし、疫病は治まらなかった。それから和銅六年（七一三）まで、東北以外のどこかで疫病が続いた。疫病の発生は文武天皇二年（六九八）からほとんど十五年の間続いたのである。

しかしながら、この間の疫病は一種類ではなかった。慶雲年間（七〇四〜七〇八）に全国的に広がりをみせた疫病はそれ以前のものとは違っていただろう。文武天皇は大宝元年（七〇一）に三十一年ぶりに遣唐使《けんとうし》を派遣した。彼らが帰国したのが慶雲元年であった。この翌年から疫病が全国的な広がりをみせた。人事の往来が盛んになると、病気もそれについて動く。慶雲の疫病は偶然の一致であったかもしれないが、遣唐使の一行と関係があったかもしれない。

和銅三年（七一〇）、女帝元明《げんめい》天皇の御代に、懸案であった都を藤原京《ふじわらきょう》から平城京《へいじょうきょう》へ遷都されたが、遷都の理由のひとつが、文武天皇の御代後半から全国各地で飢饉、疫病が発生して、いつ止むとも知れない状態にあったことであった。しかし、遷都した後も疫病は治まらない。むしろ遷都によって農民の負担がふえて、それが飢饉をひきおこしていた。

三　疫病と天皇

ところで、慶雲《けいうん》二年（七〇五）以前の疫病の記録は、そのほとんどが限定された地域に繰り返し発生している。このような疫病を地方病というが、マラリアか住血吸虫、つつが虫病が考えられる。

中国・朝鮮の疫史によると、灌漑《かんがい》農業が普及したときにこの種の疫病の流行が始まっている。日本でもかなり早い時代からこの種の疫病が流行していただろう。『類《るい》聚国史《じゅうこくし》』によると神亀《じんき》三年（七二六）六月、諸国に疫疾が流行した。ときの天皇、聖武《しょうむ》天皇は「百姓が沈痼《ちんこ》病《びょう》に感染し、年を経ても未だ治らず、または重病で、昼夜苦しむ」と詔を出して、流行地に医師を派遣し、病人に医薬を与えた。このときの慢性病は何であったのだろうか。まず考えられるのは、米作が始まった弥生時代に広がった結核であるが、農村地帯にとくに多いものにマラリア、住血吸虫、つつが虫病があった。いずれも近代になるまで人々を苦しめた病であった。

1　大陸から持ち込まれた痘瘡

マラリアや住血吸虫は蚊や貝などを中間宿主にして伝染する。その条件が整わないと流行しない。一方、結核や痘瘡《とうそう》（天然痘）は人から人に伝染する病気である。この病は人が動くのにつれて広がる。

慶雲三年（七〇六）の疫病は全国的な広がりをみせたが、このときの疫病は何であったのだろうか。中国の疫病史によると、七〇六年、七〇七年に諸国で疫病が流行している。世界の疫病史から考えると、痘瘡であった可能性が高い。

痘瘡の歴史は古い。紀元前のエジプトのミイラに痘瘡の跡が残っているが、痘瘡の始まりは中央アジアだといわれている。それが東西に広がって、中国大陸を経たものが日本に伝わった。

『類聚国史』には「『検古記』によると、養老《ようろう》年間に疫病がしばしば流行して、病死者も多かった」とある。しかし、『続日本紀《しょくにほんぎ》』では和銅《わどう》六年（七一三）から養老七年（七二三）までの間、疫病の記録はまったくない。史書に記録がなくても疫病が発生しなかったとはいえない。

事実、日本と交流があった新羅《しらぎ》では七一四年に疫病がはやり、たくさんの人が死んだ記録がある。痘瘡である。日本では養老四年に九州で隼人《はやと》の反乱があり、東北地方の蝦夷《えみし》の反乱で士卒が疲弊していた。もし大陸から伝染病が持ち込まれていれば、疫病が発生しても不思議ではない状況にあったのである。

戦争と飢饉《ききん》と疫病は深い関係がある。近年では太平洋戦争直後の混乱期には食糧不足のもとで発疹《はっしん》チフスをはじめ、さまざまな伝染病が流行した。養老七年の疫病もそれであった。養老年間は隼人の反乱に加え、寒気と干魃《かんばつ》のために飢饉が続いて、たくさんの病死者が出た。

続く聖武天皇の御代、天平《てんぴょう》年間に痘瘡が全国的に流行したが、これについては項を改めて語ろう。

2 藤原不比等の謎の死

ところで、奈良時代に入ると、律令制定に大きな働きをした藤原《ふじわらの》不比等《ふひと》（六五九〜七二〇）の朝廷における地位が目立って高まっていた。養老元年（七一七）に右大臣不比等の次男房前《ふささき》が三十七歳の若さで参議になったときに、公卿《くぎょう》の中で藤原氏の公然たる特権は鮮明になったのであった。この時まで参議は大豪族から一人ずつ出すという慣習があったが、それが破られたのである。有名な「この世をばわが世とぞ思ふ望月の欠けたることも無しと思へば」と藤原道長《ふじわらのみちなが》（九六六〜一〇二七）が詠んだ一族の栄華の始まりがここにあった。

しかし、養老四年は不吉な年であった。この年の七月末ごろ不比等が発病したのである。

『続日本紀』の八月一日に、正二位・右大臣藤原朝臣不比等について「疹疾《やまい》漸く留りて、寝膳《しんぜん》安からず」とある。発疹がようやく治まったが、食欲がなく、不穏な状態であったという。それからわずか二日後に不比等は亡くなった。享年は六十二。

不比等の病は何であったのだろうか。発疹と不穏状態にあったということは、高熱と意識障害があったにちがいない。急性感染症、つまり、痘瘡か麻疹《ましん》か、さもなければ毒物による中毒も考えられる。しかし、疫病であれば、痘瘡（天然痘）である可能性が高いが、謎《なぞ》である。

このときの病がなんであれ、時の最高権力者、藤原不比等も病には勝てず、没後四年目、神亀《じんき》元年（七二四）に行われた聖武天皇の即位を外祖父として迎える喜びを味わうことができなかったのである。

不比等亡きあと、不比等の息子四人は長屋王《ながやのおおきみ》との政争に勝ち、天平元年（七二九）、不比等の娘光明子《こうみょうし》が聖武天皇の皇后となって、藤原家は念願の天皇の外戚《がいせき》となる野望を達することができたのであった。

ところで、このころになると疫病が発生すると、天皇は諸国の神社に幣帛《へいはく》を奉じ祈《き》禱《とう》させることと、全国各地の寺々に仁王経《にんのうきょう》などの読経を命じること、疫病に医薬を賜うこと、賑恤《しんじゅつ》（貧しい人や被災者に金品を与えること）をすることになっていた。仏教に敬虔《けいけん》な光明皇后は、天平二年四月に、皇后宮職《こうごうぐうしき》に施《せ》薬院《やくいん》を設けて、天下飢疫の救《きゅう》恤《じゅつ》に備えたのであった。

光明皇后は仏教へ帰依して、厚い信仰心をもっていたことは、らいの病者に湯浴みをさせた伝説で広く知られているが、それは仏教を深く信心していた母県犬養《あがたいぬかい》（橘《たちばなの》）

三千代《みちよ》の影響であった。

光明皇后は天平二年に興福寺《こうふくじ》に行啓《ぎょうけい》して五重塔の基盤をつくり、天平六年、母三千代の一周忌には興福寺に西金堂を完成させ、天平十九年には聖武天皇の病気回復を祈願して、新薬師寺建立を発願している。

3　天平時代の痘瘡流行

聖武天皇の御代の天平七年（七三五）、豌豆瘡《わんずがさ》（痘瘡）が大流行した。この年一月、新羅からの使節が入京し、三月には遣唐使多治比真人広成《たじひのまひとひろなり》らが唐人やペルシア人を連れて帰国し、四月に入唐留学生吉備真備《きびのまきび》が唐札、大衍暦《だいえんれき》、武器などを献上し、この後、天皇の厚い信頼を得た僧玄昉《げんぼう》が唐から持ち帰った仏像、経論《きょうろん》を献上するなど海外との往来が盛んであったが、そのころから大宰府《だざいふ》管内に疫病が流行し始めた。八月には多数の死者が出た。

このとき聖武天皇はこれを憂い、「（朕は）疫病を治療し、民の生命を救おうと思う。そこで幣帛を（大宰府）管内の神祇《じんぎ》に捧《ささ》げて、人民のために祈禱させる。また、大宰府にある大寺（観世音寺《かんぜおんじ》）と（筑前以外の）別の国の寺々においては、金剛般若経《こんごうはんにゃきょう》を読誦《どくじゆ》させよ。（さらに）使者を派遣し、疫病に苦しむ人民に（籾米《もみまい》などを）恵み与えるとともに、煎《せん》じ薬《ぐすり》も給付せよ。また、長門《ながと》国よりこちら（山陽道）の諸国の守《かみ》もしくは介《すけ》は、ひたすら斎戒《さいかい》して道饗《みちあえ》の祭祀《さいし》を行え」（『続日本紀』）と述べられた。この中に出てくる道饗の祭とは八衢比古神《やちまたひこのかみ》・八衢比売神《やちまたひめのかみ》・来名戸之祖神《くなどのさえのかみ》の三神をまつって、悪霊や悪疫が郡に入るのを防ぐ祭りである。

一方、大宰府からは「管内の諸国で瘡のできる疫病が大流行し、人民はことごとく病に臥せっております。今年一年間は調《ちよう》の貢納を停止していただきたい」と訴えてきた。

そして、この年の『続日本紀』の最後の記事（閏十一月二十一日）に「全国的に豌豆瘡（裳瘡《もがさ》）を患って、若死にする者が多かった」とあった。

実はこの時はじめて「豌豆瘡」の病名が登場する。裳瘡とは、発疹が着物の裾《すそ》へ広がるように、頭からからだ全体に広がっていく様子からつけた俗称であった。豌豆瘡とは疱瘡である。疱瘡の発疹《はつしん》が豌豆《えんどう》に似ているからであるが、疱瘡あるいは疫瘡といったのは、発疹が破れると、化膿《かのう》して、崩れて、そこが瘡になるからである。それが治ると、痘痕《あばた》になった。いまでこそ痘痕面はめったに見られなくなったが、種痘が行われるまで、疱瘡を無事にすませて、生き残れば痘痕面になった。それで長らく疱瘡を「器量定め」と呼び、これに対して麻疹を「命定め」と呼んだのである。

ところで、このときから疫病といわず、豌豆瘡といったのは、このころになると唐や朝鮮から入った医学知識が普及してきていたからだと考えられる。また、大宝元年（七〇一）に制定された律令の中に医学教育制度を定めていることから、朝廷内の典《てん》薬寮《やくりよう》の医師が活躍していたことも確かである。

同時に大陸から医術にすぐれた僧侶《そうりよ》が渡来していた。たとえば、養老《ようろう》五年（七二一）、元正《げんしよう》天皇の御代、僧侶法蓮《ほうれん》はとくに医術に精通して、民の苦しみを救済している立派な人だと褒められ、法蓮の三等以上の親族に宇佐君《うさのきみ》という氏姓《うじかばね》が与えられている。

4 藤原四兄弟の相次ぐ死

天平七年（七三五）の夏から大宰府管内で流行し始めた豌豆瘡は、実は隣国新羅から伝わったのであった。新羅で疫病が大流行していることを知らず、天平八年に新羅に遣新羅使が派遣された。随員を含めて一行百人余が難波から乗船し、瀬戸内海を西航して、七夕を大宰府の鴻臚《こうろ》館《かん》で過ごした後、壱岐《いき》、対馬《つしま》を経て、新羅に入った。一行の間に疱瘡が発生したのは壱岐で泊まったときであった。奇病で死んだと記録がある。そして、翌天平九年正月帰国したときは、遣新羅使の一行は四十人に減っていた。帰国した者も患い、朝廷に復命のために三月下旬まで参内できなかったのである。

そのときすでに畿内でも豌豆瘡は広がり、朝廷の役人の間にも流行していた。その中に藤原の四兄弟が入っていた。これは宮廷に参上した遣新羅使から感染したのかもしれない。

四月十七日に不比等の次男で、兄弟の中で最初に参議になった正三位《しょうさんみ》・参議・民部卿藤原房前《ふじわらのふさざき》が亡くなった。房前は藤原四家のうちの北家の始祖である。享年五十七歳。五月一日に僧侶六百人が宮中に招かれ、大般若経《だいはんにゃきょう》の読経が行われた。しかし、疫病は止まるところを知らない。同月十五日、聖武天皇は「四月以来、疫病と日照りが同時におこり、田の苗は萎《しぼ》んでしまった。それで山川の神々に祈禱し、天神地祇《てんしんちぎ》に供物を捧げて、祭りもしたがまだ効果が現れず、依然として民は苦しんでいる。朕の不徳のために、まことにこのような災難を招いてしまった。それで、寛大で、慈しみ深いこころを世に布《し》いて、人民の病を救いたいと思う」と述べて、大赦を行った。それでも次々と重臣が病でたおれていった。四位以上の官人のうち、六月に入って四人、七月にさらに四人が亡くなった。

不比等の四男で、従三位・参議・兵部卿藤原麻呂《ふじわらのまろ》も七月十三日に亡くなっている。

享年四十三歳。麻呂は藤原京家の始祖である。続いて二十五日に、長男の右大臣藤《ふじ》原武智《わらのむち》麻呂《まろ》が五十八歳で亡くなった。武智麻呂はもともと健康に恵まれていなかったが、この日に重体におちいると、聖武天皇は大赦を発し、同時に武智麻呂の南家に使者を出して、武智麻呂を正一位・左大臣に任命した。だが、その甲斐《かい》もなかった。

八月に入ってからさらに二人亡くなった。八月二日、天皇は畿内四ヵ国に対して、僧尼は沐浴《もくよく》して身を清め、一ヵ月の内に二、三回金光明最勝王経《こんこうみょうさいしょうおうきょう》を読誦することを命じた。しかし、その甲斐なく、三日後の八月五日、四兄弟の中で最後まで残っていた三男、正三位・参議・式部卿藤原宇合《ふじわらのうまかい》が亡くなった。享年四十四歳。宇合は藤原式家の始祖であるが、若いときに遣唐副使を務め、帰国後は蝦夷征討の将軍に命ぜられるなど、文字どおり東奔西走して活躍していた。このときも蝦夷から帰ってきたばかりであった。わずか三ヵ月の間に四家の長がすべて亡くなった。藤原家は大きな打撃を受けたのであった。また、このときたくさんの官人が疫病で亡くなり、朝廷は混乱を極め、年中行事を行えなくなっていた。

5　聖武天皇の再三の懺悔《ざんげ》

聖武天皇は「自分が天下の君主になってから何年もたった。しかし、徳によって人民を教え導くことにまだ十分でなかったために、人民を安らかに暮らさせることができない。朕はこのことを日夜憂い、気遣っている。また春以来、災厄の気がしきりに発生し、天下の人民がたくさん死亡している。まことに朕の不徳によってこの災厄が生じたのである。天を仰いで慙《は》じ、恐れている。少しも安らかな気持ちになれない。そこで人民に免税の優遇を行い、生活の安定を得させたいと思う」と反省して、免税が行われた。

同時に諸国の神社で風雨をおこすことができ、国家のために効験《こうげん》ある神々をまつっている神社すべてに奉幣《ほうへい》させたのであった。このとき宮中では、僧侶七百人が招かれ、宮中の十五ヵ所で、天下太平・国土安寧のために大般若経と金光明最勝王経が転読され、四百人が出家したのであった。その他ありとあらゆることが行われたが、疫病は止まなかった。八月二十日に天智《てんち》天皇の皇女水主《みぬし》内親王が亡くなった。

九月になると、豌豆瘡も下火になり、九月二十八日に公卿の中でわずかに生き残った鈴鹿王《すずかのおおきみ》（故長屋王の弟）を知太政官事《ちだいじょうかんじ》に、橘諸兄《たちばなのもろえ》を大納言《だいなごん》に、遣唐使をつとめた参議多治比広成を中納言に任命して、新政権が発足した。藤原一族からは十二月になって武智麻呂の長男豊成《とよなり》が参議に加えられた。

『続日本紀』の天平九年末の記事は「この年の春、瘡のできる疫病が大流行した。はじめ九州で広がり、夏から秋にいたるまで、公卿をはじめとして天下の人民が相次いで亡くなり、その数は数えることができないほどであった。これは最近までなかったことである」という文で締めくくっている。が、この後、聖武天皇の波乱に富んだ治世に庶民は苦しめられた。もしも、豌豆瘡がはやらず、藤原四兄弟の政治が続いたら、歴史も変わっていただろう。

四　光明皇后と施療

施療は、「あまねく人々を救えば、未来永劫においても疫病の苦しみにあうことがない」という仏典をよりどころにして行われる、仏教の中でもとりわけ重要な行事である。有名な施療事業に、聖徳太子《しょうとくたいし》が難波《なにわ》の四天王寺《してんのうじ》に施薬院《せやくいん》、療病院《りょうびょういん》、悲田院《ひでんいん》、敬田院《きょうでんいん》の四院を建てたという伝説がある。施薬院はあまねく薬草を栽培して病人に薬を施す施設であり、療病院は身寄りのない病人を泊めて、療養させる施設であり、悲田院は困窮した独り者を住まわせ、飢えを救い、回復してからは四院の雑事に従事させるための施設であり、敬田院は戒律の道場で、道を広め、教えを興す施設といわれる。

しかし、太子が四院を建てた話は、それからかなり後になって書かれた『聖徳太子伝暦《でんりゃく》』『四天王寺御手印縁起』に出てくる話であり、本当に太子が四院を建てたのか否かは定かでない。だが、この伝説は聖徳太子崇拝とともに後世に大きな影響を与えたのは事実である。

1　興福寺の施薬院・悲田院

それでは最初の施薬院はいつ、どこで建立されたのであろうか。『扶桑略記《ふそうりゃっき》』によると、養老《ようろう》七年（七二三）に、興福寺《こうふくじ》（当時の山階寺《やましなでら》）に施薬・悲田の二院が建てられ、それをまかなう財源として封戸《ふご》五十戸、伊予《いよ》の水田百町、越前《えちぜん》の国の稲十三万束が与えられたのであった。

施薬院が興福寺に設けられたのは、藤原不比等《ふじわらのふひと》の娘、光明皇后が関与したからであった。興福寺はそもそも藤原鎌足《ふじわらのかまたり》の病気平癒を祈って山科《やましな》の邸に草創された、藤原氏の氏寺山階寺であったからである。ちなみに山階寺は不比等によって、藤原京《ふじわらきょう》の厩坂《うまやさか》に移され、さらに平城《へいじょう》遷都のあと、興福寺として春日野《かすがの》の現在地に移建されたのであった。

大宝律令《たいほうりつりょう》に続いて養老二年（七一八）に編纂《へんさん》された養老律令に、医療に関係する令《りょう》「医疾令《いしつりょう》」が定められた。そこでは医学教育から国の医療行政にいたるさまざまなことが細かく定められた。たとえば、宮中に内薬司を、宮中の外に典薬寮を置くことや、医療職や医学教育の方法を定めた。地方の国々にもこのときから国医師を置くことが決められたのであった。しかし、医疾令で定めたとおりのことが行われていたか疑わしい。また、実施されていたとしても、医疾令の定めだけで困窮した人々を救済することはできなかった。それで窮民の救済を行う施薬院と悲田院が興福寺に設けられたのであった。

興福寺には、天平宝字《てんぴょうほうじ》元年（七五七）十二月八日に孝謙《こうけん》天皇から越前《えちぜん》国にある墾田《はりた》百町が布施された。この布施にあたって天皇は、「疾病および貧乏に苦しむ人々をもれなく救済するために山階寺（興福寺）の施薬院に墾田百町を永久に布施する。この善行により、朕は他の一般の人々とともに、施しから生ずる幸いを未来にまで広め、仏の（本性と等しい力をもつ）薬樹をこのけがれの多い世界に茂らせ、そして病苦の悩みを永遠に滅ぼし、共に長寿の楽しみをもち、遂にまことの微妙深遠の真理を悟り、おのずから円満な理想の身になることを願うのである」（『続日本紀《しょくにほんぎ》』）と述べている。

貧民を救済することで、この世に仏の薬樹を広め、理想の身になることを願っての布施であった。

2　光明皇后と施薬院

美貌《びぼう》の光明皇后《こうみょう》は、華麗な天平《てんぴょう》文化の頂点に立ち、叡知《えいち》と厚い仏心で、歴代の皇后の中でひときわそびえ立つ存在であった。施薬院《せやくいん》も光明皇后によってはじめて本格的なものになっていくのである。

光明皇后が立后した年に、光明皇后を世話する官職として皇后宮職《こうごうぐうしき》が内裏の東側にあった元藤原不比等の邸宅に新たに置かれた。

天平二年（七三〇）四月十七日、光明皇后が立后した翌年、興福寺に次ぐ施薬院が皇后宮職の中に設けられた。それに続いて、ほどなく都の東西に悲田院が設置された。

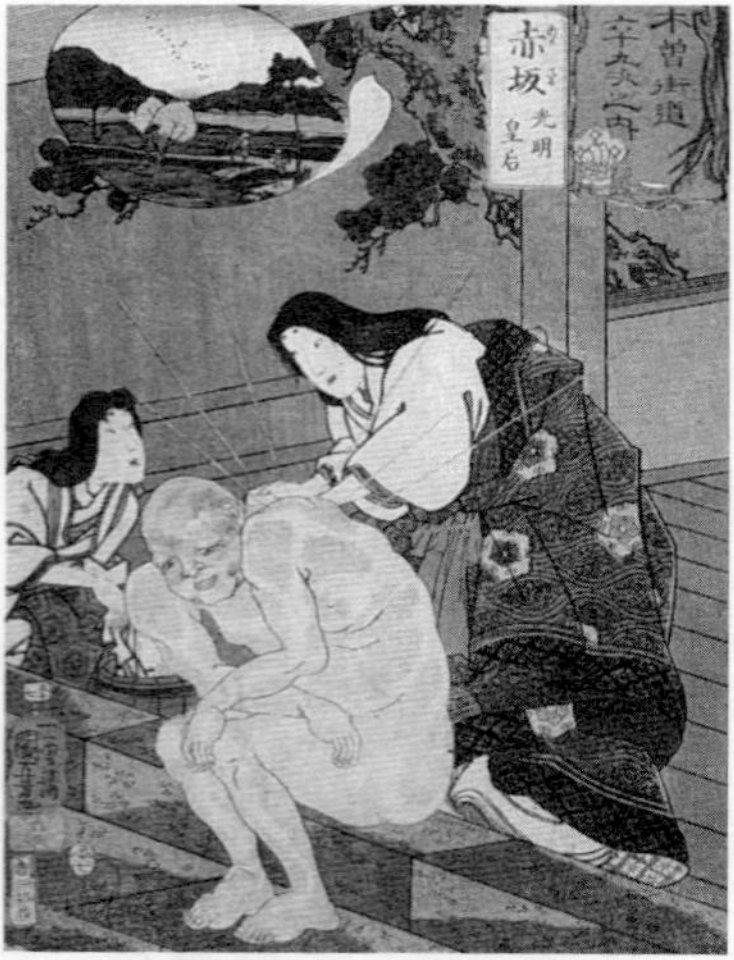

光明皇后と施療　千人の病者を清める湯室の逸話を描いた錦絵（一勇斎国芳画。日本医学文化保存会蔵）

　施薬院には使《し》、判官《じょう》、主典《さかん》などの役人が置かれ、施薬院は本格的な活動を始めたのである。その費用は皇后宮職から出たが、皇后宮職の封戸つまり収入は、令に定められた皇后の湯沐《とうもく》料二千戸と、皇后が父不比等から相続した封戸二千戸、合わせて四千戸であった。小さな国の二、三カ国に匹敵する収入があったのである。

　医疾令の中で典薬寮の医・針の師が病家を巡り、治療することを定めているが、施薬院では毎年、諸国から各国の薬草を買い集めて、典薬寮の医師が薬嚢《やくのう》をもって洛《らく》中《ちゅう》を廻り、窮民の病人に薬を与え、保養のかなわない病人を悲田院に収容したのである。

　光明皇后は施薬院だけでなく、さまざまな施療に携わったが、広く世に知られているのが浴室の話である。それは戦前の小学校の教科書に、慈悲深い光明皇后の逸話として語られていた。自ら千人の垢《あか》を洗うことを誓い、千人目になったとき、全身膿《うみ》で汚れた病者が現れた。皇后は病者が求めるまま全身の膿を吸い、吸い終わったとき、病者は自ら阿閦仏《あしゆくぶつ》の化身であることを明らかにした。そのとたん室内は光明と馥郁《ふくいく》たる香りに満ち、姿は忽然《こつぜん》として消えてしまったという話である（前ページの図）。

当時、浴室は湯室と呼ばれ、湯室を使うと、七つの病を除き、七つの福を得るといわれて、多くの寺院に設けられていたのである。

光明皇后のらいの話の出典は、鎌倉時代に書かれた『元亨釈書《げんこうしやくしよ》』である。ここに慈悲深い仏心をもつ光明皇后の姿を伝える説話として語られたのであった。

しかし、この説話は平安時代後半のころからすでに広まっていたともいわれる。それで鎌倉時代に僧忍性《にんしよう》がこの故事にならって、伝説の地にらい病者のための長屋を建立した。その遺業が後の世まで続き、その史跡がいま北山十八間戸《きたやまじゆうはつけんど》として同じ場所に建っている。

3　鑑真の来日

光明皇后の深い慈悲心と厚い崇仏心から施薬院が設けられた天平時代に、後世に大きな影響を与えた、医療史から見逃せない事件が相次いだ。そのひとつに唐招提寺《とうしょうだいじ》にまつられている鑑真和上《がんじんわじょう》の来日がある。鑑真が来日するまでの苦労は井上靖の小説『天平《てんぴょう》の甍《いらか》』でよく知られるように、七四二年に日本からの僧栄叡《えいえい》と普照《ふしょう》の要請を受けて来日を決意してから、度重なる遭難にもめげず、来日したのは天平勝宝《てんぴょうしょうほう》五年（七五三）であった。志を立ててから十二年目にようやく成功したのであった。

鑑真は仏教だけでなく医薬にくわしく、来日するに当たって珍しい薬をたくさん持参して、医学を教えた。それは鑑真の処方集『鑑真秘方』などの書物となって残されている。後述する正倉院《しょうそういん》薬物には外国産のものがたくさんあるが、その中に遠くはアラブ産のものもある。鑑真が来日時に持参したのであろうといわれるものもある。たとえば、正倉院薬物の目録に載る阿伽陀薬《あかだやく》である。これはインド産であるが、『鑑真秘方』に阿伽陀薬を使う処方がある。

鑑真和上は薬品の真偽の鑑定が確かであった。遭難を繰り返しているうちに盲目となった鑑真は匂いだけで薬を鑑定することができた。それは書物だけを頼りに医薬を学んでいた当時の医師にとってきわめてありがたいことであった。

鑑真はまた名医であった。聖武天皇の母、太皇太后（藤原宮子）の病が悪化したとき、鑑真が喚《よ》ばれて、治療した。そのとき差し上げた医薬が大いに効果をあげたことによって鑑真に大僧正《だいそうじょう》の位が授けられたのであった。

また聖武天皇の重体が伝えられたとき、鑑真のほかに多くの僧が心力を尽くして看病《ろう》に当たった。しかし、その甲斐《かい》もなく聖武天皇は崩御されたが、そのあと鑑真と良弁《べん》に大僧都《だいそうず》が授けられ、慈訓《じくん》には少僧都を授け、法進《ほうしん》と慶俊《けいしゅん》はそれぞれ律師に任じられたのである。法進は鑑真に従って来日した僧で、のちに大僧都に進んでいる。

また、良弁、慈訓、安寛《あんかん》の三僧医は父母の租税が免除されたのであった。ここに見るように、この時代の看病に名を連ねた者はすべて僧医であった。医疾令で定める典薬寮の医師の名前は出てこない。鑑真など僧侶《そうりょ》への信頼が、典薬寮の医師より厚かったことを物語っている。

4　聖武天皇の崩御と施療

天平勝宝七年（七五五）十月、聖武《しょうむ》天皇の病状が思わしくなくなった。そのとき、孝謙《こうけん》天皇は「太上《だいじょう》天皇（聖武天皇）が健康にすぐれず、寝食の状態もよろしくない。朕はひそかにこれを思い、心中深くお気の毒に思い、悲しんでいる。（この）病を救う方法は、ただ恵みを（天下に）施すだけである。延命の要は、人々の苦しみを救うに勝るものはない。天下に大赦を行うことにする」といって、大規模な大赦を行った。それと同時に「男やもめ、女やもめ、孤児、独身老人、貧窮や老年で自活できない者には、その状態に応じて、物を恵み与え、あわせて病者には煎《せん》じ薬を支給させ、今日（十月二十一日）からはじめて来る十二月晦日まで殺生を禁止せよ」（『続日本紀』）と施療と殺生禁止の詔《みことのり》を出したのであった。

しかし、翌年になっても聖武天皇の病状はいっこうによくならない。そこでこの年、つまり天平勝宝八年四月十四日、孝謙天皇はふたたび「災《わざわ》いを鎮め、福を招くには仁徳の強化に勝るものはなく、病を救い寿命を延ばすには、まことに恵みある政治を実行するにかかっている」と述べて、またもや天下の大赦を行い、貧窮や老年で自活できない者のために施療を行ったが、その甲斐なく、聖武天皇は同年五月二日に崩御された。

それより先、聖武天皇の病が重くなったとき、禅師法栄《ほうえい》が傍らに喚ばれて、聖武天皇の治療に当たった。法栄の力によって病は一時快方に向かい、天皇の厚い信頼を得たが、法栄をしても病の勢いを押さえきることができなくなった。

法栄はただちに人との交わりを永久に断ち、山にこもって大乗経を転読して、太上天皇が冥土《めいど》の道へお出かけになるのをお助けしたいと誓ってその場を去っていった。それを聞かれた孝謙天皇は、法栄の名を万代に伝えて、後世の人の手本とすることで法栄に報いたいといわれ、法栄の出身地の租税負担を免除し、この地域の人を労役に使わないようにという詔を出したのであった。

聖武天皇が重体におちいったとき、看病僧百二十六名が朝廷に招かれて、聖武天皇のために読経を行った。天皇が崩御されたあと、この僧たちの課役（租を除いた租税負担）が免除された。

5　正倉院の薬物

聖武天皇の四十九日の聖忌に、遺詔によって、光明皇后よりご愛用の品々を中心に六百点あまりの品物が東大寺に奉納された。それが正倉院《しょうそういん》の御物《ぎょぶつ》となって今日に伝わっている。献納されたものの中に六十種の薬物があった。その目録「種々薬帳」がいまも残っている。

それは「奉　盧舎那仏種々薬、合六十種　盛漆櫃二十一合」という書き出しで始まって、麝香《じやこう》、犀角《さいかく》、朴消《ぼくしよう》などの六十種の薬名が続く。薬名の下にはそれぞれの分量などが記してある。最後に「（これらの薬物は）堂内に安置して、盧《る》舎那《しやな》仏《ぶつ》を供養す。もし病苦によりて用うべき者あらば、並びに僧綱《そうごう》に知らせた上で、後に充用をゆるさん。伏して願わくは、この薬を服する者は万病悉《ことごと》く除かれ、千苦みな救われ、諸善成就し、諸悪断却し、業道にあらざるよりは長じて夭折《ようせつ》するなく、遂に命を終わらしむの後『蓮』花蔵世界（極楽浄土）に往生し、盧舎那仏に面《むか》い奉り、必ず変法界位を証得せんと欲するを」という言葉で結ばれている。つまり、献納した薬物は大仏を供養するためのものであり、施薬のために使うことを定め、それを使った者は万病ことごとく治り、苦しみから救われ、寿命を全うすることを願っているということである。

御物の薬物が使われた記録が残るが、それによると、最初の出蔵は献納された年の冬であった。このとき人参五十斤（十一・二五キログラム）が施薬院のために出された。その後も施薬院のための出蔵が続いたが、最後は光明皇太后が崩御された天平宝字四年（七六〇）の翌年であった。

この年には、施薬のために甘草《かんぞう》、大黄《だいおう》（タデ科の多年生植物）、人参、桂心《けいしん》（肉桂《にっけい》の樹皮）をそれぞれ一唐櫃《とうひつ》ずつが出蔵された。このように大量の薬物が出された記録はあとにもさきにもこのときだけである。人参、甘草、桂心、大黄はいまでもよく使われる薬物であるが、この当時からすでに広く使われていたのである。

施薬院のために大量の薬物が出蔵した同じ日に、貴重薬ばかり十九種が内裏に出された。また、このとき曇静《どんじょう》、法進など唐僧にも数種類の薬が与えられた。

その後も内裏へは多種多様な薬物が出蔵され、病僧のために六回、高僧や貴族のために七回の出蔵が記録されている。

こうして「種々薬帳」に記載された薬はだんだん減っていった。いつどのように減っていったのか、これを語る曝涼《ばくりょうちょう》帳（虫干し帳）が正倉院に保存されている。

これによると、延暦《えんりゃく》六年（七八七）の時点で犀角《さいかく》六斤十三両の袋入りと蔗糖《しょとう》がなくなっていた。次いで弘仁《こうにん》二年（八一一）の曝涼では犀角一本、小草（イトハメギの茎葉）、檳榔子《びんろうし》と紫雪《しせつ》がなくなっている。三度目の曝涼が行われた斉衡《さいこう》三年（八五六）には麝香《じやこう》、犀角二本、訶梨勒《かりろく》（シクンシ科の高木で、果実は薬用）、密陀僧《みつだそう》（一酸化鉛の別称）がなくなっていた。いずれも貴重薬である。

ところで、現代になって正倉院御物が昭和二十三年から二十四年と平成六年から七年と二回にわたって調査された。その結果、紛失されたといわれていた訶梨勒が見つかっている。この調査にあたった柴田承二東大名誉教授によると、訶梨勒や檳榔子が好んで使われたのは、鑑真がその処方を伝えたからであろうという。

光明皇后が献納されてから千二百年後に正倉院薬物に科学的調査のメスが入り、薬物のほとんどが外国産であることがわかった。古代世界の交流が予想以上に広かったことに驚くばかりである。

五　糖尿病と藤原一族

糖尿病は現代の代表的な生活習慣病で、患者の数も年とともにふえている。だが、数十年前には社会問題になるほど多い病気ではなかった。

しかし、糖尿病は古くから洋の東西に存在した。古くは王侯貴族や富豪の病気であった。日本でも、「この世をばわが世とぞ思ふ望月の欠けたることも無しと思へば」と詠んだ従一位・前太政大臣《さきのだいじょうだいじん》藤原道長《ふじわらのみちなが》（九六六〜一〇二七）がそのひとりであった。道長は『源氏《げんじ》物語《ものがたり》』の光源氏のモデルといわれる。また、三人の娘を天皇の后にして、天皇に次ぐ地位にあった。この歌を詠んだ寛仁《かんにん》二年（一〇一八）十月十六日は、三人目の娘威子《いし》が後《ご》一条《いちじょう》天皇の皇后に立后した日であり、喜びの宵の宴《うたげ》でこの望月の歌を詠んだのである。五十三歳の冬であった。だが、満月はすでに欠け始めていた。道長のからだを糖尿病がむしばんでいたのである。

道長の生涯は『栄花《えいが》物語《ものがたり》』と『大鏡《おおかがみ》』にくわしいが、それに藤原北家の嫡流《ちゃくりゅう》であり、氏《うじ》の長《おさ》となった道長を古今まれな「さいはひ人」であると記す。道長は、康保《こうほう》三年に藤原兼家《ふじわらのかねいえ》の四男に生まれたが、長男ではない。道長の栄達は生まれながらに約束されていたものではなかった。兄二人が、長徳《ちょうとく》元年（九九五）に相次いで亡くなったことから、順番が回ってきたのである。

しかし、道長自身の才幹と能力がなければ、幸運を生かして、自ら地歩を築くことはできなかったはずである。

1　道長一族と糖尿病

ところで、糖尿病はむかし「飲水病」と呼ばれた。やたらに水を飲む病であるが、喉《のど》が渇くために飲むのであるから、「口渇病」とか「消渇《しようかち》」といった。

糖尿病の特徴は多飲、大食と、大量の尿が頻回に出ることであるが、尿に糖が混じることは、江戸時代後期に西洋医学が入るまで知られていなかった。糖尿病が進むと、全身にいろいろな症状が現れる。腫れ物《はれもの》がなかなか治らない。目が見えなくなる（糖尿病性網膜炎と白内障）。最後は昏睡《こんすい》状態になって亡くなる。

糖尿病は食生活と深い関係があるが、遺伝的な素因も関与する。藤原家の系図をみると、糖尿病になった人が何人も登場する。糖尿病素因があったのであろう。以下、道長につながる糖尿病であった人についてみてみよう。

【藤原伊尹《ふじわらのこれただ》】道長の父兼家には藤原伊尹と兼通《かねみち》の二人の兄がいた。伊尹は天禄《てんろく》元年（九七〇）五月に摂政《せつしよう》になったが、二年後の天禄三年九月ごろからひどい飲水病（糖尿病）に悩まされ、十月十日に病のために摂政を辞めている。伊尹の贅沢《ぜいたく》好きは有名であった。また、容貌《ようぼう》も、学才も身にそなわり、何ごとも人よりすぐれていたことから将来が期待されていた。だが、残念なことに同年十一月一日に四十九歳で亡くなった。あまりにも恵まれていたために、寿命のほうが満足できなかったのだと惜しまれた。

道長の一族

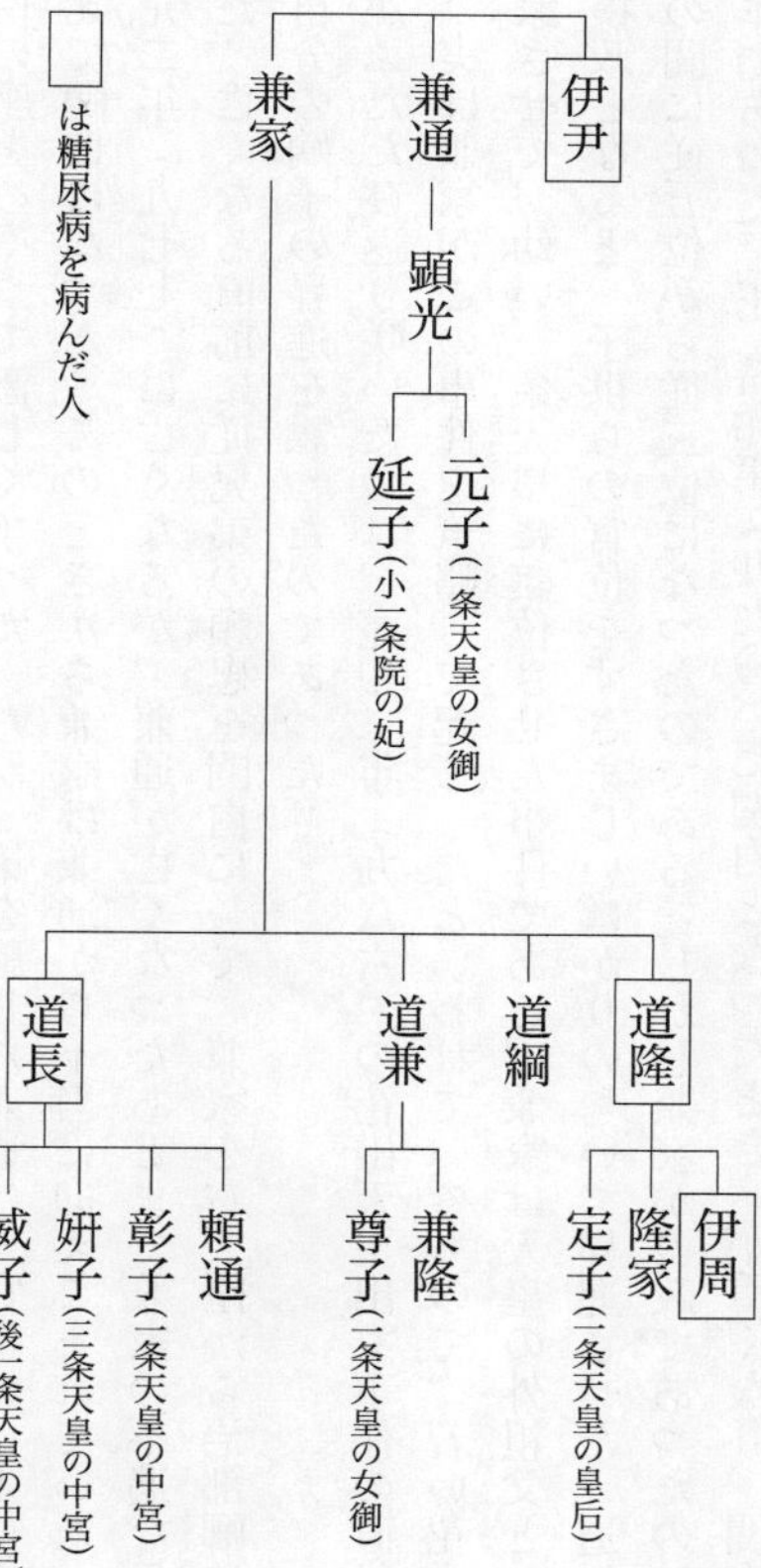

【藤原兼家】兼家は伊尹の末弟で、道長の父である。兼家は若いころは異例の早さで出世した。それゆえに、出世を妬《ねた》んだ次兄兼通と不仲になり、伊尹が亡くなると、二人は関白の座をめぐって激しく争った。だが、策を講じた兼通は、官位では上位の兼家を越えて関白になった。このときから兼家は兼通から不当に抑えこまれていた。兼通は貞元《じょうげん》二年（九七七）に亡くなるが、兼通が亡くなったあとまで兼家の不遇な日々が続いた。亡くなる直前に従兄弟の頼忠《よりただ》を関白にして、兼家を右大臣から治部卿《じぶきょう》に左遷し、自分の嫡子《ちゃくし》の昇進を謀ったのであった。

兼家がふたたび返り咲いたのは、寛和《かんな》二年（九八六）の花山《かざん》天皇出家事件の直後であった。実は兼家がこの事件を策略して起こしたといわれているもので、若い花山天皇を出家させて、幼い一条《いちじょう》天皇に譲位させた事件である。兼家は天皇の外祖父として念願の摂政となると、子供らの官位をすさまじいばかりの勢いで昇進させた。道長はわずか一年半の間に従五位から従三位になったのである。しかし兼家が摂政であったのはわずか四年であった。正暦《しょうりゃく》元年（九九〇）に関白となったとき病が重くなり、関白を長男道隆《みちたか》に譲って出家したが、ほどなくひどく苦しみながら亡くなった。六十二歳であった。世間ではこの苦しみを、非情で、多情な兼家を恨んだ怨霊《おんりょう》のせいだろうと噂《うわさ》した。

【藤原道隆】道隆は父兼家の跡を継いで摂政関白となったが、関白になって六年目、長徳元年（九九五）、疫病が大流行した年に亡くなった。死因は疫病ではなく、酒の飲み過ぎによる病気であったと『大鏡』に記す。道隆は飲水病のためにひどくやせて、正暦五年（九九四）十一月十三日には朝廷に参内することすらできなくなったとある。翌年四月、四十三歳で亡くなった。道隆は自分の亡き後、嫡子伊周《これちか》に関白を譲りたかったが、弟の道兼に関白の宣旨《せんじ》が下された。

【藤原道兼《みちかね》】道兼が関白になった長徳元年（九九五）は、前年からの疫病流行で京の町は死者で埋め尽くされ、朝廷の役人の間にも広がり、中納言以上の貴族十四名の中で七名が疫病で亡くなった。道兼もそのひとりで、関白の宣旨を受けた日から具合が悪くなり、わずか七日後に亡くなった。ところで、道兼には、道隆のほかに、道長と異母兄の道綱《みちつな》がいたが、道長、道隆と、道隆の嫡子伊周も糖尿病であったから、三十四歳のとき疫病で亡くなった道兼は、糖尿病を発病していないが、素因はもっていたかもしれない。

【藤原伊周】道兼が亡くなると、伊周は今度こそ自分が関白になると信じていた。だが、内覧（関白代行）の宣は伊周と激しく対立していた道長に下された。道長は翌年、右大臣になり、次の年に左大臣になって、それから約三十年、天皇の臣の最高位にあった。

一方、伊周は父親と同じ飲水病で苦しんだ。水をやたらに飲んで大食であったが、やせて健康状態も良くないと『栄花物語』に書かれている。

2　「さいはひ人」道長の強運

左大臣道長は長徳四年（九九八）、三十三歳のときから、からだの不調を訴えた。このときの病は腰痛とか、邪気の病と記録にあるが、かなり苦しみ、再三にわたって天皇に内覧の職を辞めたいと申し出たり、出家して本意を遂げたいとまでいっている。道長の辞意に対して、一条天皇は物《もの》の怪《け》の仕業によるものらしいから、落ち着くのを待つようにと退官を思いとどまらせている。物の怪の病とは、人の恨みが祟《たた》りとなって憑《つ》く病である。

ところで、道長が床に臥していた長徳四年は、「天下あまねく、疱瘡《ほうそう》を煩ふ。世、これを稲目瘡《いなめがさ》と号す。また、赤斑瘡《あかもがさ》と号す。この病を免れる者無し」（『日本紀略《にほんきりやく》』）とある。ここに疱瘡とあり、この病を稲目瘡というのは、かつて蘇我稲目《そがのいなめ》の時代に大流行した疫病と同じであるからだという。つまり、このときの流行病は天然痘であるというのである。しかし、江戸時代の人がすでに長徳四年に流行したのは麻疹《ましん》（はしか）であり、これがはじめて麻疹が大々的に流行したときであるといっている。この病でおおぜいの公家が亡くなった。だが、外出ができなかった道長は病にさらされることもなく、助かった。運が強い人である。

道長は長保《ちょうほう》二年（一〇〇〇）にも、物の怪の病に苦しんでいる。祈禱《きとう》や読経が行われ、陰陽師《おんみょうじ》のすすめるまま転居を繰り返し、その甲斐《かい》あってか徐々に回復に向かっていった。

その後、寛弘《かんこう》二年（一〇〇五）と、長和《ちょうわ》元年（一〇一二）にも道長は病で床に伏した記録があるが、詳細のことはわからない。

3　道長、胸病に苦しむ

道長の日記『御堂関白記《みどうかんぱくき》』の寛仁二年（一〇一八）四月九日の項に「亥時許りより胸病に悩み甚だ重し」とある。このときの胸病の苦しみはひどかった。それから一週間後の四月十六日の『小右記《しょうゆうき》』に「大殿（道長）の御心地はなはだ悩み思しめす。去夜悩み給ふの間、叫び給ふ声甚だ高く、邪気に似たり」とある。苦しみのあまり大声をあげたが、それは物の怪が憑いたときの邪気の叫びようであったという。それから約二ヵ月の間に、道長は三十回以上も発作を繰り返している。心臓神経症とか狭心症であったのだろうといわれている。この年は藤原家の始祖鎌足《かまたり》の三百五十回忌と三女威子の立后の行事が重なった多忙な年であった。

ところで、道長は、長保元年（九九九）十一月に成人を迎えたばかりの長女彰子《しようし》を一条天皇の后を約束させて入内《じゆだい》させた。このときの入内は絵巻物のように圧巻の行列であったと伝えられる。その後、寛弘八年（一〇一一）に次女妍子《けんし》が三条《さんじよう》天皇の女御となり、翌年皇后に冊立《さくりつ》されていた。望月の歌を詠んだ寛仁二年には、一月に彰子が皇太后から太皇太后となり、十月十六日に妍子は皇后から皇太后（枇杷《びわ》殿皇太后）になり、三女の威子が女御から皇后に冊立された。藤原実資《ふじわらのさねすけ》はこの日、『小右記』に「一家に三后が立つのは、未曾有《みぞう》のことである」と記している。

4　道長の糖尿病

長和五年（一〇一六）一月、道長は三条天皇の眼疾を理由に後一条天皇への譲位を迫った。後一条天皇の即位で、道長はここではじめて九歳の幼帝、後一条天皇の外祖父として摂政になったのである。

このとき「いまの左大臣（道長）にとって内覧も摂政も関白も差別がない」（『小右記』）といわせたほど、道長の地位は権威ある不動なものになった。しかし、すべてが順調にいったのではない。糖尿病が始まっていたのである。

明らかに糖尿病の症状が出てきたのは、道長五十一歳のときであった。五月二日、牛車《ぎっしゃ》で外出したとき、途中で気分が悪くなって帰途についたが、たびたび水を所望していたという（『小右記』）。また五月十一日には藤原実資に「三月のころから頻《しき》りに水を飲むようになった。近ごろは昼夜なく水を飲みたくなる。口が渇いて、脱力感がある。ただし、食欲は以前に変わらない」と語っている。糖尿病は四十代で始まり、五十代に入ってかなり進行していたのであった。

望月の歌を詠んだ翌日十月十七日の『小右記』には道長が目が見えなくなったことが記されている。顔を近づけても、誰彼がわからなくなっていた。糖尿病性白内障がかなり進んでいたのだろう。翌寛仁三年（一〇一九）二月六日の『御堂関白記』には「心神常の如し、而し目尚見えず、二、三尺相去る人の顔見えず、只《ただ》手に取る物のみ之を見る。何ぞ況《いわん》や庭前の事をや」と視力低下を嘆いている。

道長の愁訴を伝え聞いた世間は、藤原延子《ふじわらのえんし》の祟りであると噂した。寛仁元年に道長の娘寛子《かんし》が小一条院（敦明親王《あつあきら》）の妃となり、寵愛《ちようあい》を一身にあつめたことで、親王の先妃、女御延子が夫の離心に悲嘆し、心労のあまりに亡くなった。道長の病は延子の呪詛《じゆそ》や亡霊の仕業であるといわれたのであった。

道長は後一条天皇を擁して、待望の摂政関白となったが、わずか一年余りで息子頼《より》通《みち》に譲り、太政大臣になった。が、これも二ヵ月で退位して、出家した。望月の歌を詠んだ翌年から道長の『御堂関白記』に空欄がふえている。道長の関心は政《まつりごと》から法《ほう》成寺《じようじ》建立に傾いていった。当然、道長の病状の話も公にならなくなった。

再び記録が出てくるのは万寿《まんじゆ》三年（一〇二六）である。道長の体調の不調が伝えられるが、翌万寿四年三月二十日、実資は『小右記』に「禅堂（道長）悩み給ふ事……」と記し、六月四日には「飲食受け付けず、無力殊に甚だしき由」とある。

同じ年の十一月二十一日、下痢が激しくなり、しかも頻回にあった。それに背中の瘍《よう》がひどくなっていた。糖尿病の人は腫れ物ができやすく、それが化膿《かのう》すると治りにくい。医師和気相成《わけのすけしげ》が招かれた。相成は瘍は背中から乳首に広がり、その毒気が腹に入り、救いがたいと診断している。敗血症になったのであろうか。

十二月二日には禅閤《ぜんこう》忠明宿禰《すくね》が背中の瘍に鍼《はり》を刺して膿《うみ》を出す治療をしたが、道長はあまりにもひどい痛みから、苦悩に満ちた叫び声をあげている。その後まもなく、昏睡《こんすい》状態におちいり、二日後の十二月四日の四巳（午前十時）に、世に並ぶ者のなかった、さいわい人の、華やかな生涯を閉じたのであった。享年は六十二歳。

道長には、糖尿病の遺伝的素因、過飲過食、運動不足、ストレス、肥満と、発症因子のすべてがそろっていたのである。

六　怨霊と物の怪

世界に誇る日本文学といえば『源氏物語』をあげる人も少なくないだろう。これまでも円地文子《えんちふみこ》や谷崎潤一郎など著名な作家の『源氏物語』の現代語訳があったが、最近は瀬戸内寂聴《せとうちじやくちよう》訳の『源氏物語』の豪華版本や舞台、映画が話題になっている。豪華版本の石踊達哉《いしおどりたつや》による装画がすばらしい。雅やかな宮廷生活を想像しながら、名文を楽しめるが、読んでいて戸惑うのが物の怪《もののけ》である。優美な宮廷貴族の間に出没して、人を悩ませ、ときには命まで奪う物の怪を、平安貴族は病と深い関係があると信じていた。

1　物の怪と凶事

物の怪とは中国伝来の思想である。『史記《しき》』によると、物の怪は天変地異をひきおこす妖怪《ようかい》のような存在であり、鬼神と同じように声も形もない。だから、人に気づかれずに身辺にいることができるという。物の怪は災いをおこしたり、福をもたらしたりするが、ときにはうろつくだけで何もしない物の怪もいるという。

しかし、日本の物の怪は中国と少し違った。とりわけ平安時代の物の怪は人と深く関わった。物の怪が病気の原因になった。怨霊《おんりょう》が物の怪となり、怨恨《えんこん》のある人を病気にさせると強く信じられていた。

病気とか不幸なことがおこると、人々はまず物の怪のせいだと考え、誰の怨霊が取《と》り憑《つ》いたのか、陰陽師《おんみょうじ》に占わせた。医者よりも、まず陰陽師が病人に呼ばれたのである。

怨霊思想は奈良時代からあった。凶事がおこったとき、陰陽師に怨霊を占わせたことで有名な事件が桓武《かんむ》天皇の御代にあった。延暦《えんりゃく》四年（七八五）の藤原種継《ふじわらのたねつぐ》暗殺事件である。この時、皇太子早良《さわら》親王が事件の関係者として捕らえられ、淡路《あわじ》に流されるまでの十日余り飲食を断ち、移送される途中、不運を嘆き、悲嘆のうちに船中で亡くなった。

その後、朝廷に凶事が続いた。陰陽師に占わせたところ、早良親王の怨霊のせいだという。さっそく早良親王に崇道《すどう》天皇と諡《おくりな》して、霊を鎮めた。そのあと凶事は治まったというのである。

その後、国家に凶事や不祥事があるたびに、人々は怨霊のせいだと噂《うわさ》した。その弊害に心を痛めた嵯峨《さが》天皇は、御遺戒の中で「世間のこと、物怪あるごとに祟《たた》りを先霊に寄す、これ甚だ謂われ無き者也」と、不祥事を物の怪のせいにすることをたしなめられたのである。

しかし、物の怪思想は簡単に止まなかった。逆にますますはびこっていった。嵯峨天皇が崩御されたあと、『日本後紀《にほんこうき》』によると、天長《てんちょう》七年（八三〇）に物の怪の記事が出てくる。それからあと、朝廷では怨霊、物の怪がますます取り沙汰《とざた》され、陰陽師が活躍するのである。

陰陽師には尋常な人には見えないものを見る能力があると信じられていた。陰陽師に吉凶を占わせ、瑞祥《ずいしょう》と出れば神仙に感謝し、凶相が出れば、原因を求めさせ、怨霊の祟りとなれば、怨霊をなだめるように祈願させたのである。

こうした思潮が強くなったのには、藤原良房《ふじわらのよしふさ》と『続日本後紀《しよくにほんこうき》』を完成させた春澄善縄《はるずみのよしただ》の影響が少なくない。春澄は陰陽道を深く信じて、嵯峨天皇の御遺戒をあえて破っても、物の怪の祟りを占うことがいまの災害を避けるために大事であると、陰陽道を広めた人である。

その後、陰陽を信じる人はますますふえて、庶民の間では、非業な死を遂げた霊を慰めるための御霊会《ごりようえ》がもたれた。怨霊の祟りを避けるために霊を慰める会である。その思想はとどまるところを知らぬように広がり、朝廷でも貞観《じようがん》五年（八六三）に御霊会が催されている。

2　菅原道真の怨霊

平安時代半ばになると、世間は王侯貴族の生活に少なからず関心をもつようになっていた。その中で菅原道真《すがわらのみちざね》事件がおこった。延喜《えんぎ》三年（九〇三）、道真が配流《はいる》先の大宰府《だざいふ》で亡くなったが、運悪く、その時から政敵であった左大臣藤原時平《ふじわらのときひら》の身辺に凶事が続いた。人々はそれを道真の怨霊のせいだと噂したのであった。

菅原道真は儒家出身で右大臣まで出世した異例の人であった。貴族ではなく、学者

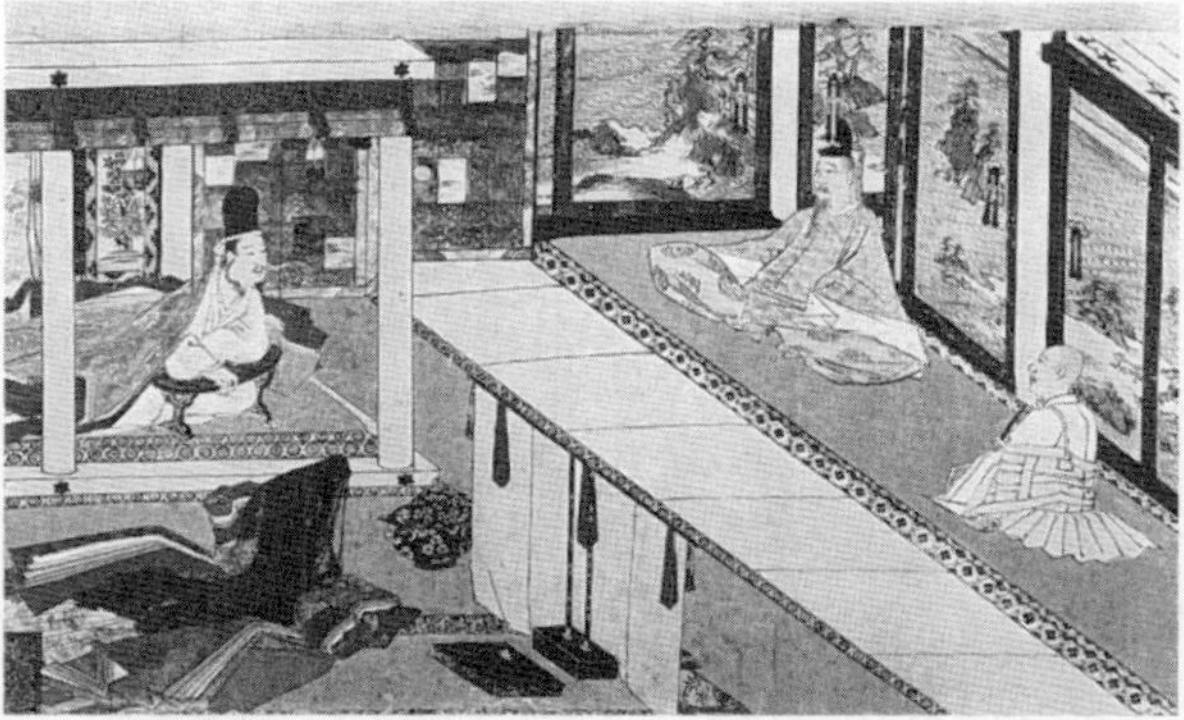

道真の怨霊に悩まされ病床につく藤原時平　（「松崎天神縁起」，防府天満宮蔵）

出身の右大臣は奈良時代の吉備真備《きびのまきび》以来のことであった。

道真が大臣になったのは、宇多《うだ》天皇の厚い信頼を得ていたからであった。わずか十年の間に蔵人頭《くろうどのかみ》から右大臣まで出世したために、たくさんの公卿《くぎょう》の妬《ねた》み、怨みをかうことになった。そのことを道真自身がいちばんよく知っていた。道真は、右大臣になってまもなく、自分の異例の抜擢《ばってき》が人心を治めることの妨げになっていると、三度も辞表を出したのであった。しかし、宇多天皇は道真の、人の情に流されず、理を通す意見を高く評価し、辞職を止めたのであった。

寛平《かんぴょう》九年（八九七）に宇多天皇が醍醐《だいご》天皇に譲位して、上皇になられたあと、道真は窮地に立たされ、破局がやって来た。

昌泰《しょうたい》四年（九〇一）正月二十五日、「醍醐天皇を廃して、弟の斉世《ときよ》親王を立てるように上皇をそそのかして、醍醐天皇と上皇と、また弟の親王との愛情を乱した道真はうわべの言葉は穏やかだが、心はそれと裏腹であることは天下みな知るところである。大臣の位に納まるべき人でない。すべからく法によって厳重に処罰すべきである。だが、とくに思うところがあるから大宰権帥《だざいのごんのそつ》に左遷する」という醍醐天皇の宣命《せんみよう》が出されて、右大臣から大宰権帥に左遷されたのである。

いわれのない理由であった。左大臣藤原時平の讒言《ざんげん》であるというのが、その時から世に流布され、いまも歌舞伎で「菅原伝授手習鑑《すがわらでんじゅてならいかがみ》」が演じられている。芝居では藤原時平が悪役で登場する。

二月一日、道真は妻と子供を都に残して、旅立ったが、このとき庭の梅の木に寄せて、

東風《こち》ふかばにほひおこせよ梅の花
あるじなしとて春な忘れそ

と有名な歌を詠んで、別れを惜しんだ。それで天神様《てんじんさま》と梅が結びつくのである。それから二年、延喜三年（九〇三）道真は悲運の中で五十九歳で亡くなった。左大臣藤原時平は道真が失脚したあと、天皇の外戚《がいせき》として朝廷を意のままに動かしたが、道真が亡くなって六年目、延喜九年（九〇九）にわずか三十九歳で亡くなった。さらに延喜二十三年、時平の甥《おい》で皇太子保明《やすあきら》親王が二十一歳で亡くなった。世間では道真の怨霊のせいだと噂した。怨霊思想がはびこるなか、醍醐天皇は道真を右大臣に戻し、正二位を追贈して怨霊をなだめた。年号も延長《えんちょう》と改元したのである。

保明親王の没後、皇孫慶頼《よしより》親王を皇太子に立てたが、延長三年（九二五）にわずか五歳で亡くなった。延長八年には清涼殿《せいりようでん》に落雷、大納言《だいなごん》藤原清貫《ふじわらのきよつら》が即死した。あい次ぐ不祥事に、醍醐天皇は道真の怨霊にちがいないとショックを受けて、譲位したが、まもなく崩御された。

その後、世間では平将門《たいらのまさかど》の乱が始まり、不穏の時代となり、時平の子女に災難が続いた。世間ではますます怨霊、物の怪思想がはびこったことから、天暦《てんりやく》元年（九四七）、村上《むらかみ》天皇の御代に道真の霊を慰めるための祠《ほこら》を北野《きたの》に創建した。北野神社（北野天満宮）である。

3　道長と物の怪

時平亡き後の左大臣になり、藤原一族の氏《うじ》の長《おさ》となったのが、時平の弟藤原忠平《ふじわらのただひら》であった。藤原道長の曾祖父《そうそふ》である。道長が活躍した時代は、菅公の怨霊事件以来、怨霊や物の怪はますます真実味を帯びていた。人々の怨霊や物の怪への恐怖感は、われわれ現代人の想像を超えるものであった。ほとんどの病気は物の怪のせいだと信じられていた。

道長自身も物の怪が出ると、加持祈禱《かじきとう》をしている。

ところで、祈禱師は呼ばれた家に着くと、家中から若い女性を「よりまし」に選ぶ。「よりまし」とは、病人に取り憑いた物の怪を乗り移らせるための存在である。

加持祈禱が最高潮に達すると、よりましは失神状態になり、物の怪が病人から乗り移り、よりましの口を借りて、いろいろな恨み言をしゃべる。そこで物の怪の正体が判明する。祈禱師は正体がわかった怨霊を祈禱して、霊を鎮めると病は治まるのである。

よりましは加持祈禱が成功するのに重要な存在である。そのためにどこの邸でも、よりましに成りやすい女性をあらかじめ置いていたのである。

道長の場合、あるとき談話中に、突然、胸病の発作がおこり、大声をあげて苦しんだ。僧侶《そうりょ》が急いで集まり、加持をした。すると霊気が他人に移って、胸病は平伏し治まった。

このような発作のとき、医者が呼ばれることはない。まず祈禱師が呼ばれて加持をした。

このころの道長の病気は胸が痛む病というから、狭心症か、心臓神経症であったのかもしれない。もし医者が来ても、たちまち効く薬はなかったから、祈禱のほうが効果をあげたにちがいない。道長はおそらく高位高官を手中にするまで、多くの人の恨みをかってきたから、怨霊や物の怪を怖れおののいていたのだろう。

4　三条天皇の眼病

藤原道長は晩年に糖尿病性網膜炎で視力を失ったが、それより先、道長と帝位継承問題で確執があった三条《さんじょう》天皇が若くして眼疾に苦しみ、最後はそのために譲位されていた。三条天皇の没後、道長は念願の摂政になって思うままに施政で権力をふるったのである。

三条天皇が一条天皇《いちじょう》のあとをうけて帝位についた寛弘《かんこう》八年（一〇一一）には、天皇は三十六歳、道長は四十六歳であった。

三条天皇の次帝は順当にいけば、藤原済時《ふじわらのなりとき》の娘娍子《せいし》を母とする第一皇子敦明《あつあきら》親王であった。ところが、道長は一条天皇の中宮であった娘彰子《しょうし》が生んだ皇子敦成《あつひら》親王（後《ご》一条《いちじょう》天皇）を次代帝位につけて、天皇の外戚として摂政になって権力を手中にすることをねらっていた。

三条天皇が帝位につかれて四年目の長和《ちょうわ》三年（一〇一四）、二月九日に内裏が不審火で全焼した。心を痛めることがあい次いだ。

三月に入ると、天皇の片目がまず見えなくなり、片耳が聞こえなくなった。三条天皇は若いころから丹薬《たんやく》を用いていたことから、そのせいで目が見えなくなり、耳が聞こえなくなったのだと噂された。このとき、紅雪と訶梨勒丸《かりろくがん》など貴重薬が使われたが、効果はなかった。

翌長和四年、天皇の眼病はいよいよ重くなった。薬や修法などいろいろなことが行われた。このときから、三条天皇が譲位するまで、祟りにおののき、加持祈禱に頼る様子を諸日記や物語から知ることができる。そこでは医師に役割は回ってこなかった。

道長の『御堂関白記《みどうかんぱくき》』によると、長和四年二月、天皇の目が見えなくなった。紅雪を飲まれたが、効果がないばかりか、飲むと下痢をするため、修法や加持に切り替えた。するとすぐ見えるようになったが、その後は良くなったり、悪くなったりを繰り返している。

怨霊を信じていた当時の人々は、三条天皇の眼病は金液丹《こんえきたん》の中毒だとか、首の辺りに桓算《かんざん》と名のる法師の怨霊が取り憑いて、怨霊が羽根を動かすたびに目が見えたり、見えなくなったりするのだと、まことしやかに噂したのであった。

長和四年五月二日、天皇の目が見えないのは冷泉《れいぜい》天皇の邪気の祟りであると診断されて、修法が行われた。すると、邪気が臣下に乗り移り、臣下が震え出したとたんに、天皇の目は見えるようになったのである。明らかに、心因的な盲目である。

しかし、その五日後、五月七日には、ふたたび悪化した。そのとき心誉律師《しんよりつし》に、故権律師賀静《ごんのりつしがじょう》の怨霊がついたのだと、告げがあった。

『小右記《しょうゆうき》』の五月二十二日の条に、賀静について、先般、賀静の霊が現れて、以前、天皇に天台座主に任じてくれるように願い出たが、お聞き届けなく、これを怨みに思い、天皇に祟った。しかし、いまは昔の怨みも消え、ひたすら仏道に精進したいと願いを語ったとある。そこで天皇は賀静に天台座主を追贈しようとしたが、天台座主慶円がこれに反対したため再び祟った。後にこの怨霊を鎮めるために賀静へ僧正が追贈されたのであった。

天皇の視力が再び悪化した五月二十六日、非常赦が行われた。それによって一時快復したが、すぐ見えなくなり、以前にまして悪化した。同日、心誉律師に加持をすることが命ぜられた。そのとき聖天の霊が現れて、供養を怠ったことから天皇の眼病が生じたのだと告げたという。

六月二日になると、天皇の目は快復した。このように悪化したり快復することを、道長はいかにも不思議なことであると日記に記している。

六月十六日には天皇の目は再び悪化した。道長に大般若不断読経《だいはんにゃふだんどきょう》が命じられている。

六月二十四日ごろから天皇の目はよくなったが、これは冷水、三百石を首に注いだことの効験《こうげん》だといわれた。

閏《うるう》六月二日に仁海阿闍梨《にんがいあじゃり》に易筮《えきぜい》をしてもらったところ、天皇の眼病は怨霊のせいではなく、薬さえ飲まれれば平癒するという結果が出た。

六月十日には、伊勢神宮に使いを遣わし、病気が治るかどうか神慮のうかがいを立ている。神宮の斎宮《さいぐう》から異変はないから安心するようにという回答があった。

その後も天皇の食欲のない日が続き、六月二十六日には憔悴《しょうすい》の度もひどくなった。心誉律師の加持で、一時的に快復した。それを天皇は仏法の霊験とたいへん喜ばれた。

しかし、それから一ヵ月、七月二十日に天台座主慶円による御修法《みずほう》が結願《けちがん》したが、治らなかった。慶円は「御目さらに増減なし、すでに御修法験無きか」と嘆いた。

その四日後の七月二十四日、侍従内侍が、伊勢の国から眼病のまじないができる女が現れ、天皇の目をまじないで治した夢を見たと告げている。

七月二十七日に目の調子はよくなった。

八月二十五日には、障子の絵も見えるまで快復した。

八月二十五日ごろは天皇の目の状態もよくなり、昼御座に出られることもあった。しかし十月二日ごろから悪くなり、十六日からいっそう見えなくなり、二十二日にいたってまったく見えなくなり、足も動かなくなり、文書も読めない状態になった。

そこで道長に准摂政の宣言を下された。

十一月六日、病状はいっそう悪化したために、天皇は譲位を決意した。

十二月八日、道長は天皇の悩みがますます重くなり、気分も常でないが、今日はとくに重いと『御堂関白記』に記している。

年が明けた長和五年一月、いよいよ譲位について相談が始まり、一月二十九日、敦明親王を皇太子に立てて、譲位することが決定した。

同年五月一日、三条上皇は、比叡山《ひえいざん》で眼病平癒を祈願したが、効果がなかった。翌寛仁《かんにん》元年（一〇一七）四月二十一日に疫病を発病し、五月九日に四十二歳で崩御された。

それからわずか三ヵ月後、八月九日に敦明皇太子は退位して、道長の外孫敦成親王が皇太子に立ち、同時に道長が摂政に任命された。こうして名実ともにそなわった道長政権が始まったのである。

ところで、三条天皇の眼病は何であったのだろうか。瞳《ひとみ》が澄んできれいであったという『大鏡《おおかがみ》』の記事や、四十歳そこその発病など年齢や時に見えたり見えなかったりした経過、修法など気分を和らげると視力がよくなることを考えると、緑内障ではなかったかと推測する人もいる。緑内障は眼圧の上がった結果、視力が落ちる病気であるが、あるところまで行くと、増悪の一途をたどる。三条天皇の場合は、軽くなったり、重くなったりを繰り返した。発病のきっかけは、道長との確執や内裏炎上など精神的打撃を受けた結果であり、心因性の眼疾であろう。

5　物の怪と『源氏物語』

道長をモデルにしたといわれる『源氏物語』には、物の怪がいろいろな場面で出てくる。夕顔の巻では、光源氏の愛人夕顔が物の怪に取り憑かれて死んでしまう。話は光源氏が夕顔をある古い別邸に招き、一夜をともにしているときのことである。光源氏が夢の中で、二人の枕元にぞっとするほど美しい女がすわっているのを見て、重苦しい気持ちで目覚めると、周りの灯火はすべて消えて真《ま》っ暗闇《くらやみ》、傍らの夕顔はわななと震えて、怯《おび》えきって、動けない。供をおこし、魔性を追い払うために弓弦《ゆづる》を打ち鳴らすように命ずるが、供は震えるばかりで動けない。やむなく源氏の君が遠くの部下の所に行き、鳴弦《めいげん》させて魔性を追い払い、大声をあげさせ、物の怪が近づかないようにして、寝所に戻ると、女の枕元に夢で見た美女がふっと現れて、消えていった。夕顔はすでに物の怪のために事切れていた。

葵《あおい》の巻では、源氏の正妻というべき葵の上が愛人六条《ろくじょうの》御息所《みやすどころ》の生霊《いきりょう》に憑《つ》かれて、たいへん苦しむ話である。懐妊《かいにん》した葵の上が病に悩みがちになるため、祈禱師が呼ばれて、祈禱を始める。効果覿面《てきめん》で、たちまちたくさんの物の怪や生霊が現れて、よりましに乗り移る。しかし、どうしても名乗りをあげない霊があった。すぐれた修験者の祈禱にも調伏《ちょうぶく》されない。それで、葵の上の父左大臣家では、光源氏が通う女の生霊かと見当をつけて、六条御息所か紫の上かと噂するが、正体が現れない。

一方、源氏の君は葵の上の体調がよくないために左大臣家に行くことが多く、六条御息所へは足が遠のいていた。ある日訪ねて、無沙汰《ぶさた》を詫び、慰めるが、それが六条御息所の葵の上への嫉妬心《しっとしん》に油を注ぐばかりであった。同じころ、葵の上は頑固に取り憑いた物の怪のためにますます激しく苦しめられていた。

出産にはまだ間があると、家人は油断していたが、葵の上がにわかに産気づいたので、これまでにも増して効験のある祈禱僧が呼ばれ、激しく修法して、最高潮に達したとき、さすが頑強な悪霊がついに音《ね》をあげた。「少し祈禱をゆるめてください。源氏の大将に申し上げたいことがあります」と葵の上の口を借りていうので、源氏の君を几帳《きちょう》の陰に入れて、二人だけにすると、まさに臨終状態の葵の上が、「ここに生霊となって来ようなどとは少しも思いませんでしたのに、物思う人の魂というものは、やはり本当に身体を離れてさまよい歩くものなのですね」と懐かしそうにいって、歌を一首詠み上げた。

その声は葵の上ではなく、六条御息所の声であった。

驚いた源氏が改めて生霊に名を問いただすと、果たして自分は六条御息所の生霊だという。そこで生霊は直《ただ》ちによりましに移され、強力な祈禱が行われた結果、葵の上は男子を無事に出産した。よりましに移った生霊は激しく暴れたが、後産も無事に終わった。祈禱を行った比叡山の天台座主をはじめ、名高い高僧たちが、加持に効果があったことをさも得意顔で汗を押《お》し拭《ぬぐ》いながら、急いで産所を退出した。

しかし、葵の上は産後の肥立ちが悪かった。

源氏の君は物の怪を心配していたが、参内して、わずか家を離れたすきに、再び物の怪に襲われ、にわかに苦しみ出して亡くなった。

物の怪が歴史書から消えていくのは武家社会になってからである。王侯貴族のような権謀術数をめぐらせる社会でなくなり、武力で決着をつけるようになったからであろう。もちろん庶民の間にはその後も物の怪や妖怪は存在し、錦絵などに描かれるが、妖怪には幽霊と違ったユーモアがある。

また、祈禱師が病の治療で主役をつとめることも次第に少なくなってくるが、祈禱師の力を借りて病を治すことは江戸時代の終わりまで続いた。

七　マラリア（おこり）の蔓延《まんえん》

古来、マラリアを「瘧疾《ぎゃくしつ》」「わらはやみ」「えやみ」「おこり」と呼んでいたが、江戸時代には「おこり」が通称となり、その症状が川柳に詠まれたり、歌舞伎で演じられているように、ごくありふれた病であったのだ。

マラリアは突然、激しい震えに襲われ、四十度前後の高熱が四、五時間続いたあと、唐突に平熱に戻り、二日後あるいは三日後に再び熱発作をおこす病である。

マラリアをおこす原虫プラスモジウムの中には、人に感染するものが四種類あるが、それぞれ熱発作の現れ方が違う。一回目の発熱から二度目の発熱までの間隔が不定のものと、一日半から二日、二日目、三日目と決まっているものとがある。不定なものを熱帯熱といい、その他を発熱の間隔によって三日熱あるいは卵型熱、四日熱という。熱帯熱は悪性化しやすい。

江戸時代に日本で流行していたものは、三日熱や四日熱が多く、急に悪化することはなかった。しかし、それ以前には悪寒戦慄《せんりつ》、発熱が連日続いて、体力を消耗して、衰弱して死ぬ例が多かった。

昭和になってからも地方にマラリアが発生し、終戦直後にはGHQの指導によってマラリア撲滅運動が大々的に繰り広げられたのであった。

また、太平洋戦争では多くの兵士が東南アジアでマラリアのために戦病死した。日米戦ではマラリア治療薬の供給が十分であったアメリカが圧勝し、抗マラリア剤の供給路を断たれた日本軍は戦う前にマラリアなど地方病に惨敗したのであった。

戦後、南方からの帰還兵の間にマラリアやアメーバ赤痢の患者が多くいた。彼らのマラリアは、その後、慢性化して、再三発作をおこして苦しみ、なかなか戦争の傷を癒すことができなかった。しかし、現代の若い日本人にとって、マラリアは昔話になってしまった。

だが、現代の世界人口の半数がマラリアの流行地に住んでいる。その中の約一億人以上がマラリアを病んでいる。アフリカでは乳幼児の死亡原因の第一位がマラリアであり、怖い病気である。

日本人にとっても、マラリア流行地に住んだり、旅行することで輸入伝染病としてマラリアが再び注目されている。

マラリアに近代医学の成果が見られるようになったのは、十九世紀に入ってからであった。一八八〇年にフランス軍軍医ラヴェランがアルジェリアに赴任中、マラリア患者の血液中にプラスモジウムという原虫を発見、血液中の寄生虫が原因であると発表し、一九〇七年のノーベル賞生理学医学賞を受賞したのである。

1 マラリアの特効薬

病原体がわかったことに続いて有効な薬が開発された。戦時中はドイツで開発されたアテブリンが広く使われたが、その後、クロロキンという特効薬が出て、マラリア撲滅も間近いと思われた。ところが、自然はそんなに簡単ではなかった。なにしろマラリアは人類の歴史と同じくらい長い歴史をもつ。一九五〇年代に入ると特効薬が効かないマラリアが出現した。マラリアが撲滅されたと思っていた地域で流行が再燃しているが、確実に効果がある予防薬もない。

ところで、かつて奴隷海岸と呼ばれた西アフリカ諸国では、マラリアに抵抗力のない白人が次々と倒れ、「白人の墓場」と呼ばれ、ナポレオンをして「マラリアを制した者がアフリカを征服する」とまでいわせたが、現地人は長いマラリアとの闘いの歴史の中で独自の治療を行ってきた。ガーナではマラリアの熱発作がおきると、頭から布をかぶり、その中で熱発作に効くという大木の葉を燻《いぶ》し、その葉を煎《せん》じたひどく苦い薬を飲ませて治している。

一方、いま流行地で広く使われている抗マラリア薬に、中国で昔から瘧病《ぎゃくびょう》に使われてきた、よもぎの一種の青蒿素《チンハオス》を入れた製剤がある。また、古来アンデス地方で発見された解熱剤キナ皮を使った単純な伝統的な処方も抗マラリア薬として見直されている。

2　日本でマラリアはいつ始まったか

「瘧《ぎゃく》」の文字は大宝律令《たいほうりつりょう》の「医疾令《いしつりょう》」中に現れる。「典薬寮は歳ごとに、傷寒、時気《ときのけ》、瘧、痢、傷中、金創について、諸々の雑薬を量り合わせて、治療ができるようにしておくこと」とある。

ここに掲げた病は、ありふれた病で、かつ重要なものばかりである。瘧もそのひとつであった。ちなみに傷寒、時気は疫病で、痢は消化器病、傷中は脳卒中、中毒などである。

瘧は中国医学の専門用語であるが、中国の字書『説文解字《せつもんかいじ》』には、瘧は「二日に一度寒熱発作がくる病気」で、「やまいだれ」に「虐」と書くが、「虐」は虎《とら》と爪《つめ》が合体した文字で、虎が爪で人を殺害する意味をもつとある。

中国の古代人にとって、瘧は高熱で始まり、激しい症状を示し、猛虎《もうこ》に襲われ、殺されるに等しい恐ろしい病気であったのである。

マラリアは西洋でも古代から存在した。古代人はこの病気が湿地帯と深く関係することを知っていた。「マラリア」の語源はラテン語の悪い空気という意味である。マラリアは沼地から発する悪い空気が原因で発病すると信じていたからである。事実、媒体の主役ハマダラカが繁殖するのは、池、湿地、水田などである。古代人のするどい観察が「マラリア」という病名を生み出したのである。

3　王朝貴族のマラリア

平安時代の辞書『和名類聚抄《わみょうるいじゅしょう》』では、瘧に和名で「えやみ」「わらはやみ」と注をつけている。この病名は平安時代の日記や文学にしばしば登場する。

かの有名な『源氏物語』では、若紫の巻が文頭から「わらは病《やみ》にわづらひ給ひて、よろづに、まじなひ・加持《かじ》など、まゐらせ給へど、しるしなくて、あまたたび起こり給へば」の文で始まる。「わらはやみ」を加持祈禱《きとう》で治療したが効果がなく、たびたび発作をおこしたのであった。

『源氏物語』ばかりでなく、王朝文学の日記類に瘧を病む話がたくさん出てくる。たとえば、藤原道長《ふじわらのみちなが》の『御堂関白記《みどうかんぱくき》』の寛仁《かんにん》二年（一〇一八）八月の条に、東宮敦良《とうぐうあつなが》親王が瘧病を病んだとある。親王は八月十三日から体調を崩し、二十九日まで一日おきに熱発作をおこしていた。

この同じ話を『日本紀略《にほんきりやく》』では、寛仁二年八月十九日の条に「東宮日頃瘧病を患っているが、法橋叡劫《ほっきようえいこう》が加持をしている間は発作はおこらなかった。それで褒美に御馬と布施などを賜り、権律師《ごんのりつし》に任ずるという達しを出した」とある。八月二十九日には、天台座主《てんだいざす》大僧正慶円《けいえん》が加持を行ったが、慶円が祈禱をしているとき、運よく発作がとまっていた。そのために慶円はたくさんの布施をうけた。瘧は間歇熱《かんけつねつ》であるから治まっていたときに祈禱をしたのかもしれない。

4　平清盛の病

瘧を病んだ著名人は多いが、伝説になっているのが平清盛《たいらのきよもり》（一一一八〜八一）で

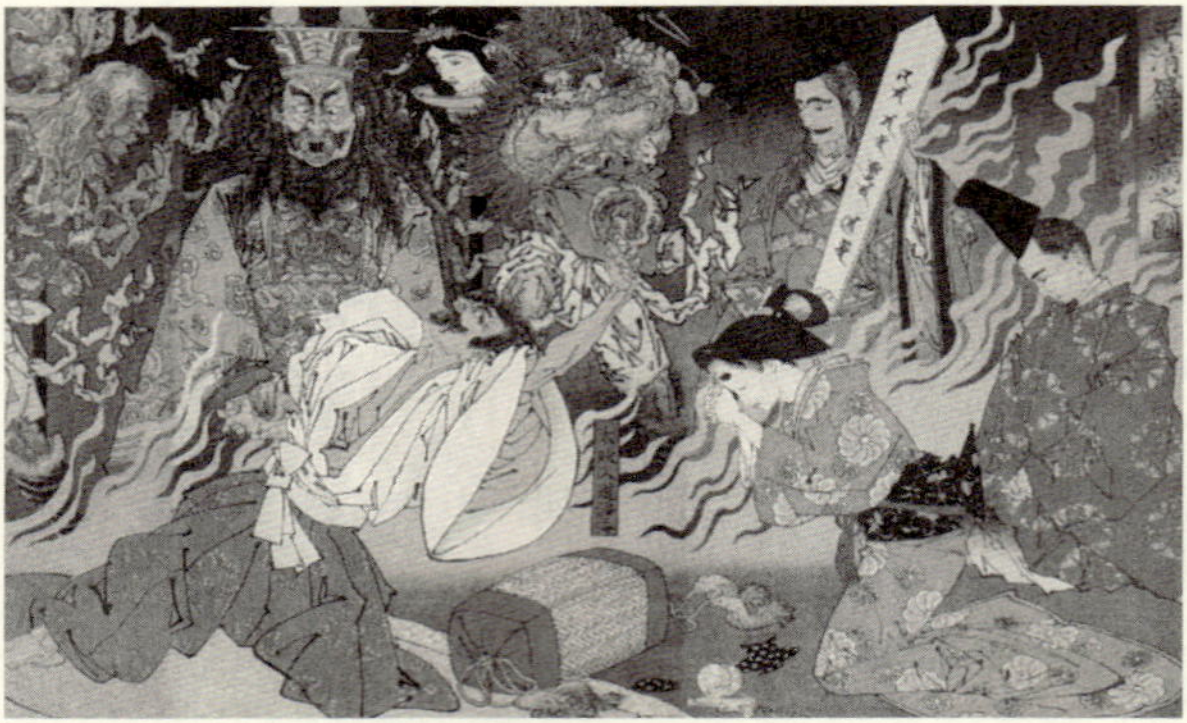

「清盛炎焼病《ひのやまい》之図」　清盛は高熱のため「熱い，熱い」ともがいたという。芳年画

ある。清盛は平忠盛《たいらのただもり》の嫡男《ちゃくなん》であるが、実は白河院《しらかわいん》の落胤《らくいん》であった。そのために異例の出世を重ねた。仁安《にんあん》二年（一一六七）二月、五十歳で、左・右大臣を飛び越え、いきなり従一位・太政大臣《だじょうだいじん》になっている。しかし、三ヵ月後に辞任、翌年二月に寸白《すばく》を病む。病は重体になり、危篤が伝えられた。それで上皇はじめ貴族が次々と清盛の六波《ろくは》羅《ら》邸《てい》を見舞われたが、良くならない。三月、出家を決意、法名を浄海《じょうかい》といった。その効果があったのか、このときの病は治る。

しかし、それから十三年後の治承《じしょう》五年（一一八一）、頭痛から始まって、わずか数日後に病で亡くなった。このときの様子について『玉葉《ぎょくよう》』や『明月記《めいげつき》』に、清盛がたいへんな高熱発作をおこして、意識不明になり、昏睡《こんすい》状態で悶絶死《もんぜつし》したとある。

清盛ほどの人物になると、いろいろな伝説が生まれた。清盛は発熱のために火のように身体が熱くなり、四、五間先から近づくことができなかったとか、比叡山《ひえいざん》の霊水で身体を冷やしたところたちまち熱湯になったとか、筧《かけひ》の水をかけたところ、湯気となって部屋中にたちこめたとか記している。

また、京都の水薬師や六波羅に清盛の大熱を癒したという伝説が残る井戸がある。このように苦しんだのは、清盛が落日を扇子で招いたから、罰に火の病にかかったのだと噂《うわさ》したのであった。

この伝説から「清盛は初手は瘧だなどといい」という川柳が生まれた。果たして、清盛が本当に瘧であったか、それはわからないが、ひどい熱発作と頭痛があったことからマラリアであることも否定できない。

5　「わらはやみ」を病んだ著名人

当時、マラリアはごくありふれた病気であった。『玉葉』や『明月記』の作者、九《く》条兼実《じょうかねざね》や藤原定家《ふじわらのていか》もマラリアを病んでいる。

とりわけ定家は本人だけでなく、父俊成《しゅんぜい》も、子供の為家《ためいえ》も病んでいる。また、側室の阿仏尼《あぶつに》も『十六夜日記《いざよいにっき》』に瘧になったと記す。

このころから「わらはやみ」は次第に「おこり」と呼ばれるようになる。九条兼実の『玉葉』に「おこりここち」といって、この病気が突然発病する激しい症状を表現している。

高僧夢窓疎石《むそうそせき》（一二七五〜一三五一）も瘧の再発を繰り返して死に至った。『今昔物語集《こんじゃくものがたりしゅう》』や『宇治拾遺物語《うじしゅういものがたり》』では、瘧を民の教化に使って、皇族貴顕の「わらはやみ」を山中の修行僧が治し、この霊験《れいげん》を信貴山《しぎさん》の縁起に結びつけている。

室町時代の山科言継《やましなときつぐ》の日記『言継卿記《ときつぐきょうき》』にも「わらはやみ」の記事がある。永禄《えいろく》九年（一五六六）七月二十五日から八月二十八日にかけて、妻の南向が病んだ「わらはやみ」のくわしい記録である。

言継は、激しい症状のために霍乱《かくらん》を発病したと思った。しかし、発熱が続く。そこで瘧を疑い、四日目に大和宮大輔《やまとのみやたいふ》を招いて診断を受けると、瘧と診断されて、薬をもらった。八月に入って熱発作も軽くなっていったが、発病して二十日目、吉田兼和《よしだかねかず》に使いを出して、瘧落薬《おこりおとし》をもらっている。郭公《かっこう》の黒焼である。「おこりおとし」とは、熱が下がること、それに対して発熱することを、「おこりがつく」といった。

言継の妻はその後も引き続き、吉田から瘧落薬をもらい、次第に回復していった。八月二十八日に吉田から全治したことを告げられて、妻の瘧記録は終わっている。『言継卿記』は山科言継二十一歳の大永《だいえい》七年（一五二七）から七十歳の天正《てんしょう》四年（一五七六）までの間の日記であるが、途中、わずか十年を欠くだけの貴重な記録でもある。とりわけ医学についてくわしく記す。なぜなら、言継は内蔵頭《くらのかみ》・大納言《だいなごん》という要職にあったが、当時は公卿でも生活に窮迫していたので、父親から学んだ医学を生かし、家伝薬を売って、生計を立てていたのである。

6　江戸時代の瘧

江戸時代になると「瘧《おこり》を震ふて京を見残す」と、瘧と震えのために京見物できなかったと川柳に詠んでいる。江戸時代の瘧はそれ以前と違って、それほど重症にならなかった。

世界のマラリアの歴史をみても、都市化が進み、庶民の生活レベルが上がると、マラリアは軽くなる。大都会であった江戸でも、瘧が軽症化してきたのである。しかし、症状の激しい震えと発熱、発熱が唐突に下がり、嘘のように元気になる症状は変わらないので、瘧は譬《たと》え話や、笑い話の種になった。たとえば、安楽庵策伝《あんらくあんさくでん》の『醒睡笑《せいすいしょう》』に瘧をテーマにした小話がある。

ひとりの武士の妻が瘧になったとき、武士は使いをやり医者から薬をもらってくることにした。なぜか、この武士は「おこり」といえばよいのに、瘧病《ぎゃくびょう》の薬をもらってくるようにいった。無学な使用人は医者の家に着いたが、瘧病が思い出せない。それでままよと「ぎゃてい」の薬をくれという。それでは通じない。しかし医者は「腹ぎゃていか、腹そうぎゃていか」と般若心経《はんにゃしんぎょう》をもじってからかうが、おおよそを察して瘧病の薬を渡している。

しかし、江戸時代でも江戸以外では重い瘧がはびこり、しばしば流行した。水戸の藩医本間玄調《ほんまげんちょう》が明治の直前に出版した『内科秘録』(元治《げんじ》元年刊)の中で、瘧疾をくわしく、正確に記述している。なお、このころになると、西洋医学の知識が入り、「マラリア」ということばも使われるようになっていた。

八　寄生虫との長いつきあい

日本で回虫の話が日常から消えて、どのくらい経つだろうか。年配の人の中には先の大戦の後まで飲まされた海人草《かいにんそう》の味を忘れられない人もいるにちがいない。だが、昨今では回虫を目にするのは東京目黒の寄生虫館だけとなり、そこが若い人のデートスポットになっているから驚く。

このように日本では珍しくなった寄生虫病も、アジアではまだありふれた病気であり、撲滅は容易でない。

ところで、われわれ人類と寄生虫とのつきあいは長い。この共生は人類が地球上に現れたときから始まっていただろう。少なくとも縄文人には寄生虫病を患っていた証拠が残っている。

寄生虫病では口から虫を吐いたり、大便に虫が出てくるために、病の原因の見当がつく。そのためか、古代から東西世界では、ともにあらゆる病の原因を「虫」のせいにした。「疳《かん》の虫」、「虫封じ」、「虫歯」はその名残である。

1　古代人の寄生虫病

寄生虫病が古代人を悩ましていた事実を示す証拠がある。一九七二年から一九七三年にかけて中国の長沙市《ちょうさ》で約二千百年前の前漢墓馬王堆《まおうたい》が発掘されたが、そのとき、埋葬されていた女性が奇跡的に、布団と衣服に包まれたままの姿で発掘された。皮膚や皮下組織や内臓が残っていた。しかも皮膚は弾力性をたもった湿屍《しつし》状態であった。発掘直後、遺体を防腐処理して、綿密に調査された。胃腸に食べ物が残っていた。内臓、血管が調べられた結果、胆石発作をたびたび繰り返した形跡があった。直接の死因ではないが、左肺にかなりひどい結核の跡があり、右の上腕骨は骨折したまま癒着していた。

調査の結果、女性は五十代で、まくわうりが熟す夏のある日、心筋梗塞《しんきんこうそく》か胆石発作で急逝したということが推定された。

注目すべきは直腸と肝臓に寄生虫の卵がたくさんあったことである。女性は住血吸虫病を患っていた。貧血もひどかったにちがいない。

近年、日本でもトイレの考古学が盛んになり、古代遺跡のトイレの場所と推定できる付近から虫卵が見つかっている。日本の古代人の間にも、馬王堆の遺体のような寄生虫病が蔓延《まんえん》していたのである。おそらく、ある種の寄生虫病は文明とともに日本に上陸したのだろう。

ところで、平安時代の辞書『和名類聚抄《わみようるいじゆしよう》』では寄生虫病を「蛔虫《かいちゆう》」という。また「寸白《すばく》」ともいった。通称は「あくた」で、「白酒を飲んで、生栗《なまぐり》を食べるとできる」とある。そのように信じられていたのである。

中国医学では、古典『諸病源候論』に「寸白」は仮想の「九虫」のひとつとあると説明している。九種類の虫が病の原因として想定されていたのである。

2　平安時代の寸白

平安時代の王朝文学に「寸白」がしばしば登場する。中国医学では回虫のことを寸白といったが、同時に、寸白は白虫で、長いものは四丈から五丈に及ぶとある。条虫である。

一方、平安時代には、からだが腫《は》れることを寸白といった。また婦人病の総称が寸白であった。とくに白帯下《はくたいげ》、おりものを寸白といった。

『今昔物語集《こんじやくものがたりしゆう》』に寸白女の話が出てくる。顔面蒼白《そうはく》で、全身が「ゆふゆふ（ブヨブヨ）」に腫れて、歩くのも不自由な女性であった。典薬頭が奇病を診てくれるという噂《うわさ》を聞いて、田舎から都にやって来た。典薬頭は一目で寸白と診断して、配下の医師に治療を命じた。医師は女の身体から白い麦のようなものを引き出した。白い麦は綿々と続いて出てくる。それを柱に巻きつけると、七尋《ひろ》（一尋は一・八二メートル）から八尋の長さになった。すると、女のからだの腫れがひき、顔色も良くなり、人並みのからだに戻ったという。

話は大袈裟《おおげさ》であるが、白い麦といっているのはおそらく条虫であろう。しかし、後で述べるように、フィラリア症のときにからだが腫れる。それで人々は理由もなく腫れてくるときや瘤《こぶ》まで寸白といったのである。

たとえば、右大臣藤原実資《ふじわらのさねすけ》の日記『小右記《しようゆうき》』では、実資の頬《ほお》が腫れたとき、これを寸白だと記した。しかし、耳下腺炎《じかせんえん》か、お多福風邪であったかもしれない。まもなく治っている。

3　後一条天皇の寸白

万寿《まんじゅ》三年（一〇二六）五月五日、後一条《ごいちじょう》天皇が両股《また》、肩が腫れて、痛みのために歩くこともままならない病にかかった。摂関政治最盛期の史料『左経記《さけいき》』（源　経頼《みなもとのつねより》の日記）によると、医師は寸白と診断して治療したが、治らない。そこで、医術に心得のある入道侍従を呼び出して、診させたところ、これは寸白ではない、気腫《きしゅ》だと診断して、訶梨勒《かりろく》や五香湯《ごこうとう》を進上した。

しかし、痛みはひどくなるばかり、そこで入道は山座主院源僧都、尋円《じんえん》、仁海《にんがい》らを招いて、祈禱《きとう》を行った。それから三日後に腫れがひいて、五月十日に全快した。

腫れると寸白と診断する医者に対し、僧医は気腫と診《み》たて、祈禱で治したという話である。しかし、祈禱をしたころには、ひどい病の症状が自然にひいていたのかもしれない。急性期を診た医者は気の毒である。

4　三尸の虫と庚申信仰

古代中国では、道教の思想として、三尸《さんし》の虫が人の腹の中に住み、庚申《こうしん》の日に、天に昇って、寿命をつかさどる神に人の罪状を告げて、人の寿命を縮めさせるという信仰があった。三尸の虫を追い出そうと、神丹や丹砂などいろいろな薬が使われたが、一般には庚申の日に三尸が天に昇らないように夫婦同席せず、徹夜して、三尸を見張った。また、庚申の日は昼夜、身を清く保ち、神を思えば三尸は天に昇って、人の罪状を告げることはできないという。庚申信仰である。

日本に庚申信仰が伝わったのは八世紀であった。円仁《えんにん》の『入唐求法巡礼行記《にっとうぐほうじゅんれいぎょうき》』に、中国人が庚申の日に徹夜していることを不思議そうに記している。平安時代に入ると、宮中で天皇を中心にした庚申待《まち》が行われるようになった。庚申の夜、宮中では一夜を貝合わせや歌合わせに興じて過ごしたのである。室町時代になると、庚申信仰が仏教の信仰となり、庚申講が組織された。

江戸時代には庚申信仰が庶民の間に広がり、いたるところに庚申塚が建てられた。日本特有の仏教的庚申信仰がいちばん栄えた時代である。

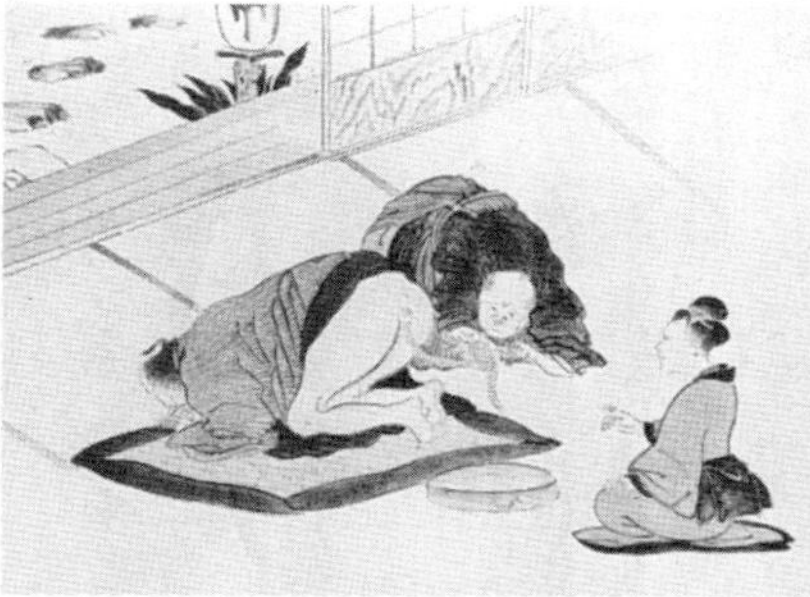
条虫症の男　『新撰病草紙』，大鳥蘭三郎氏旧蔵

5　病はすべて虫のせい

三戸の虫は仮想の虫であるが、室町時代になると、腹痛や腰の病をすべて虫のせいにした。この時代の日記類に虫のため疲れたとか、虫腹症などの記事がある。実際に虫がいなくても、下痢、霍乱《かくらん》、黄疸《おうだん》、赤痢、石淋《せきりん》（腎臓結石など）など多くの病が腹の虫のせいであると信じられていた。それでさまざまな「虫くだし」薬が登場したのである。

しかし、実際に回虫、条虫（サナダムシ）、蟯虫《ぎょうちゅう》などがからだから出てくる病の話があった。江戸時代の『新撰病草紙《しんせんやまいぞうし》』にも腹痛を病む男の尻の孔から、虫が出てくる絵がある（上図）。詞《ことば》書《がき》には、男はひどい疝痛《せんつう》に悩まされていたところ、鱒《ます》の塩漬けを食べるとよいと教えられ、生の鱒をたくさん食べた。

ところが、やがて尻から八、九尺の虫が出てきた。それから数日のうちにまた三、四匹出てきて疝痛が治ったとある。

6 フィラリア症と陰嚢水腫

ところで、『今昔物語』で医師が即座に寸白と診断したのは、全身が腫れていたからであるが、腫れる寸白を象徴する病が象皮病であった。象皮病とは皮膚が象のようになり、ぶくぶくに腫れる病であった。

『栄花物語《えいがものがたり》』の「とりべ野」に出てくる女院、東三条詮子《ひがしさんじようせんし》は寸白で悩んだ。女院の寸白は象皮病であったかもしれない。女院は医師に診せることを拒み、物《もの》の怪《け》と信じてひたすら修法を尽くしたのであった。鎌倉時代の絵巻物『奇疾絵巻《きしつえまき》』に象皮病を病んだ高貴な女性の絵がある。両足が象皮病で、それを見て嘆いている（次ページの図）。同じく『奇疾絵巻』に大きな大きな陰嚢《いんのう》に悩む男の姿を描いたものが二点ある。これもフィラリア症であるが、大きな陰嚢はしばしば人目にさらされていた。

陰嚢が大きくなる病に脱腸や陰嚢水腫《すいしゆ》があるが、バンクロフト糸状虫が寄生して生じたフィラリア症は桁違《けたちが》いに大きくなる。江戸時代でも話題になり、しばしば見せ物になった。

葛飾北斎《かつしかほくさい》にもフィラリア症の陰嚢水腫の男を描いた絵がある。東海道を下って、三島までやって来たときに、群衆が二人連れを囲んでヤンヤと囃《はや》したてている。何ごとかとのぞいてみると、大陰嚢水腫の男がそれを見せ物にしていた。見せ終わると、陰嚢水腫を布にくるんで棒に結びつけて、二人で担いで去っていった。

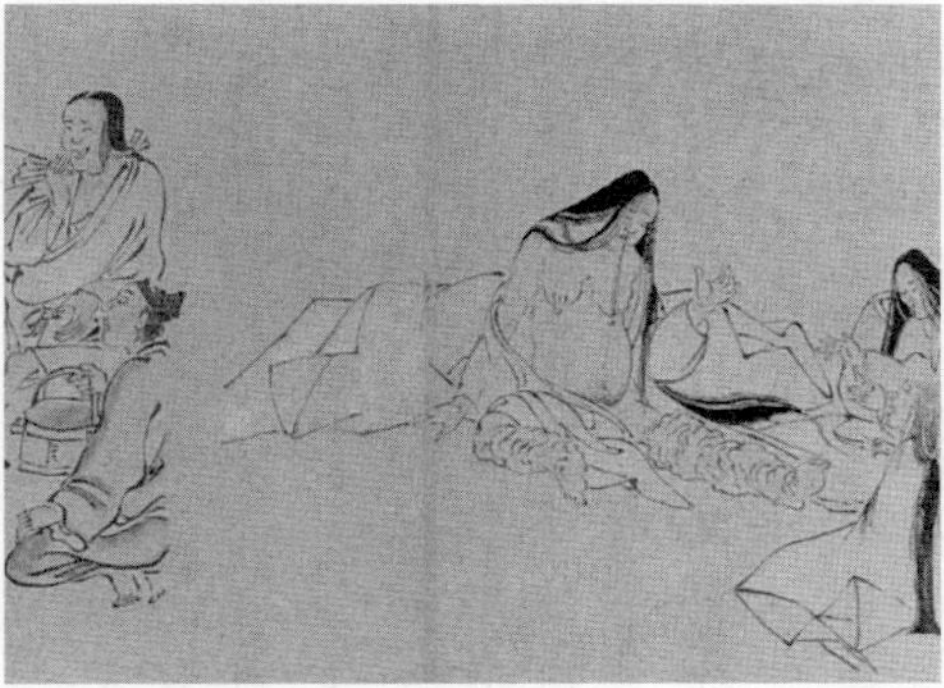

象皮病を病む女　『奇疾絵巻』

江戸時代の『新撰病草紙』にも、陰嚢見せ物が描かれている。

西郷隆盛《さいごうたかもり》もフィラリア症の陰嚢水腫で、そのために馬に乗れないことは鹿児島では有名な話であった。西南戦争で最期を迎えた西郷の遺体には首がなかった。立派な駕籠《かご》の側に倒れていた遺体が見つかったが、それが影武者であるかもしれない。陰嚢水腫が影武者でなく、本人であることの決め手になったのである。寄生虫学者の藤田紘一郎氏によると、西郷は一時、奄美大島《あまみおおしま》に流されたことがあったが、そのときフィラリア症にかかったと推測している。

象皮病はいまもアフリカ、東南アジア、中南米などにたくさん見られる。ネッタイイエカが媒介するバンクロフト糸状虫の寄生虫病（フィラリア症）であることがわかっているが、日本では、戦前まで全国的に発生していた。戦後は九州南端部や沖縄に限られていたが、それも一九七八年以降、完全に姿を消している。生活水準が上がり、蚊が駆除され、フィラリア患者の治療が徹底的に行われたからであった。

7　日本住血吸虫症と肝硬変

馬王堆の漢墓から発掘された遺体で、肝臓に無数の虫卵が発見されたことはすでに述べたが、日本住血吸虫は古代からアジア全般に広く蔓延していたと考えられている。住血吸虫症の症状は腹痛など腸の症状から始まるが、住血吸虫が門脈（腸から肝臓へ行く太い血管）の中に寄生するために、慢性になると肝臓や腸など腹部の臓器に虫卵が塊をつくり、それが害になって脾臓《ひぞう》が腫れ、肝硬変になる。

末期になると、腹水がたまって腹がパンパンに膨れる。その一方でからだはガリガリにやせてくる。そんな姿の老婆を描いた絵が『奇疾絵巻』に登場する。

日本ではかつて住血吸虫が甲府盆地、静岡県沼津地方、利根川流域、広島県片山地方、筑後川流域に多かったが、住血吸虫症を最初に診断したのは東京大学の草創期のお雇い外国人ベルツであった。日本が近代医学を受け入れたときの師匠である。ベルツ自身、寄生虫病に大いに関心をもって観察していたが、弟子にも寄生虫の研究を奨励した。日本住血吸虫だけでなく、つつが虫病の研究などすぐれた研究が日本から始まった。

明治三十七年（一九〇四）に世界ではじめて住血吸虫が発見されたが、発見者は当時岡山医学専門学校校長桂田富士郎であった。彼は片山地方の住血吸虫症を研究して、虫体を発見したのである。その後、住血吸虫の感染経路の研究が続けられた。

寄生虫病は人から人に直接感染しない場合が多い。他の動物のからだを通ってから人に感染する。それを中間宿主というが、住血吸虫の中間宿主はカタヤマガイである。それを発見したのが宮入慶之助であった。それでこの貝はミヤイリガイとも呼ぶ。貝は田圃《たんぼ》の溝や小川など浅いところに住み、春になると水中に入る。そのとき貝に寄生していた日本住血吸虫の幼生が泳ぎ出て、水垢《みずあか》について水面に浮かぶ。そこへ人や牛が足を入れると、水垢と一緒に肌にひっつき、そこから皮下にもぐり込み、血管の中に入って日本住血吸虫の親になって発病する。

このように住血吸虫の生活環が明らかになったことで、ようやく撲滅作戦が可能になった。日本では着々と成果を上げて、最後まで残ったのが山梨県であったが、一九七七年以降は新しい患者は出ていない。しかし、アジアではまだ数千万人の住血吸虫の患者が苦しんでいる。

8　つつが虫病とケダニ

恙《つつが》なく暮らしているかと遠方の友人への手紙に書くが、「恙ない」とはツツガムシがいないことから生まれた。

つつが虫病は昔から新潟、秋田、山形など日本海側三県の、日本海に注ぐ雄物川《おものがわ》、最上川《もがみがわ》、信濃川《しなのがわ》の中・下流地帯で夏になると発生した。症状は突然、高熱・発疹《はっしん》で譫《せん》妄《もう》状態になり、半数近くが二週間から二十日以内に死んだ病である。人々は河原に行くと、ケダニという毒虫に刺されて発病することを知っていた。

つつが虫病の病原体はダニの一種のツツガムシが保有するリケッチアである。ツツガムシの幼虫は河原に住む野ネズミや野鳥に寄生して、そこに立ち入った人を刺すと、リケッチアが人体に入って発病した。

山形県南部の米沢では上杉藩の時代、中央の最上川が蛇行しながら北上している地域でつつが虫病が発生した。とくに沿岸の鮎貝《あゆかい》村、畔藤《くろふじ》村、田尻村、石那田村、広野村一帯が洪水の氾濫《はんらん》で大きな被害をうけたあとが、土砂に覆われ、雑草が繁茂して、茫々《ぼうぼう》たる草原になったが、そこにいつしかケダニが大発生して、草刈りを行った土地の人が毒虫に刺され、高熱を出して命を落とす者がたくさん出た。

土地の者は河原に近づくことを怖れたが、牛馬のための草が豊富な土地へあえて危険を冒して、草刈りに行って、病に倒れたのである。それで万延《まんえん》元年（一八六〇）、河原に毛谷大明神をまつる祠《ほこら》が建てられたのであった。

ベルツは洪水を繰り返す河原につつが虫病が発生することを聞き、これを研究していた日本人医師の仕事をもとに、「日本河川熱あるいは洪水病」という論文を書いて海外にも紹介した。この病気を世界に紹介した最初の論文である。

その後、つつが虫病研究は日本で盛んになり、ほとんどが日本人によって解明されたが、ケダニとツツガムシの関係を学問的に明らかにした最初は、明治三十二年（一八九九）、秋田県湯沢の開業医田中敬助による仕事であった。

第二部　時代を映す病

一　ガンと天下統一

人類は大昔からガンに苦しめられてきた。しかし、ガンがこれほど身近な話題になったのは、現代になってからである。なぜなら、平均寿命が短かった時代では、ガンを発病する以前に感染症などで亡くなった。

逆にいえば、現代医学の発達のおかげで、人々を苦しめてきた感染症が著しく減ったことや、近代になって、工業化や食生活など環境の変化によって、ガンの発病率が上がったこともあって、二十世紀後半になって目立って死亡率を上げてきて、いまでは三大死亡原因のトップを占めている。

それに加えて、ガンは、特別の原因がないまま不意に襲ってくる病であるために、現代人にとってやりきれない、理不尽な病である。しかも、健康診断でガンが見つかるまでまったく自覚症状がない健康人が、ガンと診断されて、ガン患者になる。ガンは、症状があってはじめて病人になるという常識を崩してしまった。そのうえに、発見が遅れると、不治の病となるために、もっとも怖れられる病となった。

ガンはこのように現代医学における病気の特質をもつ典型的な病気であるが、同時に歴史の中でも話題に富む病気である。

1　ガンの語源

古くは古代ギリシア時代の名医ヒポクラテスが、皮膚にできたカニの甲羅のようにごつごつして、治らない腫瘍《しゆよう》をカルキノス（カニ）と呼んだ。それが語源となってガンを英語でcancerという。

漢字の「癌」は南宋時代（十二、三世紀）の中国の医書に出てくる。明代の医書『合類医学入門』では、皮膚の表面にできたゴツゴツした岩のように固い、治らない腫《は》れ物《もの》が癌であるといっている。

ヒポクラテスがガンをカニと名づけたのは、乳ガンがカニの甲羅のようにゴツゴツと硬くて、そのまわりに血管がカニの脚のように膨れ上がって出ているからである。東西ともガンといった始めは乳ガンであった。華岡青洲《はなおかせいしゆう》が手術したのも乳ガンであった。

2　診断できなかった内臓のガン

いまでは、ガンといえば、胃ガンや肺ガンなど内臓にできるガンを思い起こすが、内臓のガンに注目するようになったのは、ヨーロッパでも十八世紀になってからである。日本では江戸時代に西洋の内科書を訳してはじめて知った病気であった。

もちろん、それ以前からこの種のガンは存在した。しかし、ガンと診断できなかったのである。解剖のときに、内臓などに異常な変化を認めていたが、それがガンであるというようになったのは十八世紀後半からであった。

日本でも西洋医学が本格的に入ってきた明治時代になると、ガンを診断できるようになったが、それ以前は、明らかに胃ガンだと見当のつく病気を、胃翻《いほん》とか隔胃《かくい》と診断している。同じ病気でも、症状によって病名が違ったのである。

このようなわけで、明治以前はガンと病名はついていないが、明らかにガンで亡くなったといえる歴史上の人物がいる。その人たちについて語ろう。

3　武田信玄の病気

戦国時代の武将武田《たけだ》信玄《しんげん》（一五二一〜七三）もガンで亡くなった。しかし、結核であったという説もある。信玄の伝記を語る『甲陽軍鑑《こうようぐんかん》』に「隔を煩い」とあることから胃ガンであった可能性が高い。隔の病とは胸と腹の境、横隔膜あたりの病である。また、信玄が亡くなったときの侍医御宿監物《みしゆくけんもつ》の書状に「肺肝に苦しみ、病患たちまち腹心に萌《きざ》して、安せざること切なり」とある。ここでいう肺肝は肺臓と肝臓を指すのではない。胸と腹に苦悩があり、容態が急に悪化したということである。

信玄が亡くなったのは三方ヶ原《みかたはら》の戦いからの帰路の途中、まだ五十三歳のときであった。

もし信玄の病が労咳《ろうがい》（肺病）であれば、相次ぐ転戦を重ねた日々の記録に、労咳の症状は現れてもよいだろう。しかし、その病に苦しむ様子は見当たらない。

信玄が最後の戦いに臨んだのは、元亀《げんき》三年（一五七二）の秋、京都を目指しての大遠征であった。途中、行く手を阻む徳川側の諸城塞をことごとく粉砕し、浜松城にいた徳川家康《とくがわいえやす》が攻撃を仕掛けたが、これを深追いせずに先を急ぎ、三方ヶ原での戦いで織田《おだ》・徳川連合軍を撃破したのである。破竹の勢いで京都を目指していた甲州軍団は、浜名湖の東北、刑部《おさかべ》で正月を迎えたあと、不意に西への進軍をやめて、北に向かった。

このとき信玄はすでに馬に乗ることができず、台上に座って、これを担がせていた。おそらく胃隔の症状がひどくなっていたにちがいない。信玄の病が思いがけず、早く進行していたのである。信玄は急いで甲府の館に帰るため、三河設楽《みかわしたら》郡の山地を通り、信州伊那《いな》郡を経て甲州に帰る近道を進んだ。

しかし、設楽の山中で昏睡《こんすい》状態になり、伊那の駒場についた四月十二日に、崩れるように亡くなった。病気の進行がかなり早いこと、「隔の煩い」という記事から信玄の死因は胃ガンを診断した。戦国の争乱で度重なる危機を乗り越えた智将信玄も病には勝てなかった。

4　蒲生氏郷のガン

戦国時代は、戦いに敗れて若くして亡くなった戦国大名がたくさんいたが、会津《あいづ》藩主蒲生氏郷《がもううじさと》（一五五六〜九五）は四十歳で病に敗れて世を去った。それは大腸ガンであったようである。

蒲生氏郷は十三歳で信長に仕え、翌年初陣で手柄を立て、数々の合戦で功名を挙げた名立たる武将である。信長亡き後は秀吉《ひでよし》に仕え、三十五歳で九十二万石の大名になった。長生きをしていたら、歴史を書き換えた人物になっただろうといわれた人物であった。

氏郷の病気について、ときの名医曲直瀬玄朔《まなせげんさく》が自著『医学天正記』の中にくわしく記している。

それによると、氏郷は秀吉について朝鮮の役に従軍し、文禄《ぶんろく》二年（一五九三）帰国したが、肥前《ひぜん》の名護屋《なごや》に上陸したときに下血があったのが、この病に関する最初の記事であった。このとき堺《さかい》の医師宗叔《そうしゆく》が治した縁から、その後も宗叔が主治医をつとめた。

翌年、曲直瀬玄朔が氏郷に養生薬を進上するために訪問したとき、氏郷の「顔色をみると、如何《いか》にも不調で、その色が黄黒で、首筋の傍らの肉がやせ衰え、目の下にかすかな浮腫《ふしゆ》がある。これに腹が張ってきたり、手足がむくんできたら、かならず大事になるから、よく考えて薬の進上をすべきだ」と、宗叔に助言している。

翌文禄三年十一月、秀吉に従って大坂に出た玄朔が、氏郷に会うと、氏郷は腫《は》れがひどくなり、むくみも増していた。十二月に入って秀吉は、徳川家康と前田利家《まえだとしいえ》に命じて宮中出仕の医師すべてを招いて診察させた。それで九人の名医といわれる医師が氏郷の枕辺に集まり、次々と診察して退去した。

その後、利家と家康が医師をひとりひとり呼んで、どうであるかとたずねると、曲直瀬玄朔は「十中八、九が大事（危険）である。ただひとつの頼みは年の若さと食欲のあることだけだが、もし食欲がなくなって、気力が衰えたら、十中十まで難しい」と答えた。

他の医師は十のうち五、あるいは十のうち七、八は大事になるという。ところが、宗叔は意外にも難しいのは十のうち一という。しかし、病態はどんどん悪くなる。そこで利家は、宗叔の薬をやめるから、今日から曲直瀬に治療するように頼んだが、宗叔がまだ十中九は治るという以上、宗叔が手を離さないかぎり、治療はできないと断り、治療はしなかった。曲直瀬の予測が当たって、それから三ヵ月後の文禄四年二月七日に、氏郷はわずか四十歳で亡くなった。

この若すぎる智将の死にさまざまな噂《うわさ》がとんだ。そのひとつが毒殺説である。家康や利家を凌駕《りようが》するほどの才能に秀吉が妬《ねた》んで毒殺したという。しかし、玄朔の医療記録からそれは否定される。

下血に始まったこの病は、ほぼ二年の経過をたどって、悲しい結末に終わった。大腸ガンであった可能性が高い。

5　徳川家康の病気

徳川家康（一五四二～一六一六）が亡くなった原因は食中毒であったとか、いやそれは胃ガンであったのだと諸説があるが、おそらく胃ガンだっただろう。家康が亡くなったのは元和《げんな》二年（一六一六）、七十五歳のときであった。

この年、正月二十一日、家康は駿府《すんぷ》の近郊、田中へ鷹狩《たかが》りに出かけて、それから帰った夜に発病した。その日、大鯛《おおだい》をごま油で揚げた天ぷらに韮《にら》をかけて食べ、鯛の水煮に韮を添えたものを食べたのが原因だったともいわれている。

この日の夜中に腹痛と食あたりの症状が現れた。それから後、家康は食欲を失い、胸がつかえ、嘔吐《おうと》、咳《せき》が出るようになり、症状がいっこうに良くならなかった。一月末に侍医半井驢庵《なからいろあん》が煎薬《せんやく》をすすめたが、家康は断り、自ら薬を処方して、それを飲んだ。

家康は自分自身で、腹に塊がある、これは寸白《すばく》であると診断した。さらに自身で調剤した万病円を飲んで、医者の出す薬は飲まなかった。

家康は国を治める者は病も治めなければならないという中国の故事にならって、若いときから医薬に深い知識をもち、薬物や立派な調剤の道具をそろえて、自ら調剤をしていたのである。

しかし、家康の知識は所詮《しょせん》、書物の上でのことで、患者をたくさん診る医者のほうが経験が深く、医薬について豊富な知識をもっているのに、それを無視した。侍医片山宗哲《かたやまそうてつ》は万病円は大毒の薬である、これを飲んでも塊は除かれない、むしろ万病円の副作用で身体が衰弱するから、飲むのをやめるように進言したが、逆に勘気を蒙り、信濃《しなの》の国高嶋《たかしま》へ流されたのである。

家康はこのころから死を覚悟していた。いまの医者と釈迦《しゃか》の侍医耆婆《ぎば》とどちらがすぐれているか、耆婆の治療を受けた釈尊でさえ彼の薬で治らなかったではないか、ましていまの医者では、力は知れているといって、医者のすすめる薬を飲もうとしなかったのである。

三月終わりに、金地院崇伝《こんちいんすうでん》が本多佐渡守《ほんださどのかみ》に出した手紙によると、家康の食欲はまったくない、わずかにお湯漬け、粥《かゆ》、葛《くず》のすいとんを少量食べるくらいであるとある。板倉伊賀守《いたくらいがのかみ》に宛てた手紙には、毎日診察している半井驢庵らに家康自ら処方した寛《かん》中散《ちゅうさん》を調剤させ、それだけを飲んでいるとある。

三月二十七日に、ときの名医曲直瀬道三が家康を見舞ったが、そのときは脈は弱くて、しかと触れなかった。嘔吐があり、食欲がなくなって、すでに手の施しようがない状態であった。

四月に入って症状は悪化の一途をたどり、しゃっくりがとまらず、痰《たん》もたくさん出て、苦しみ抜いたあと、元和二年四月十七日に息を引き取った。七十五歳であった。

二　江戸時代に多い眼病

江戸時代に来日した西洋人医師は、日本に眼病が多いことに驚いている。

たとえば、十八世紀の半ばすぎ『解体新書』が出版されたころに長崎に、蘭館医師として来ていたツンベリーは、彼の『日本紀行』に「百姓はよく赤眼になり、また爛眼《ただれめ》になる。これは炭の煙のためであり、便所の蒸発気のためである」と書いている。

幕末になると、安政《あんせい》四年に来日して、長崎で、松本良順《まつもとりようじゆん》ら蘭方医に西洋医学を教えたオランダ海軍軍医ポンペが、日本人と眼病について、「世界のどこの国より、日本ほど盲目の人が多いところはない。その理由は、眼病の治療法をまったく知らないことに大半の原因がある。そのために、はじめのうちにきちんと治療すればまもなく全快する病気でも失明してしまった例がきわめて多い。結膜炎がとくに多いが、白内障もしかり、一、二度結膜に顆粒《かりゅう》を見たことがあるが、流行性のものではなかった」と日本滞在の回顧録に記している。

ポンペはまた、学生のために眼科の公開手術を行ったが、長崎住民の八パーセントが眼病を患っているので教材に不自由することはなかった。とくにヨーロッパの医師が診るというと、多くの住民が治療を求めて集まったと記す。そして、日本の眼科医のことを、「治療がまずいのは、医師たちは眼の内部の構造も位置関係もほとんど知らないからである」と述べて、「盲人の大半は治療法の誤りで生じたものである、眼科手術について特別な研究をしたい人は、日本に来れば（研究のため）たいへんよい機会に恵まれるにちがいない、わたしも書籍の上でだけ知っていた病気で、きわめて珍しい症例をいくつも見た、日本人は手術をすれば治るというとたいていの人が喜んで応じてくれる」とオランダから眼科専門医が来ることを期待していた。

ポンペの後任で、ユトレヒト陸軍軍医学校出身のボードインは眼科を得意としていた。このとき、発明されてほどない、眼底を診る検眼鏡が、ボードインによって日本にもたらされたのであった。長崎医学校はボードインの眼科手術でたいへん名を挙げたのである。

　ところで、発展途上国ではいまも眼病が多く、失明率が高い。日本はＷＨＯ（世界保健機関）に協力して、発展途上国の失明率を下げるために眼科医を現地に送っている。わずか百五十年で日本は眼病の多い国から一転して、失明予防の指導国になっている。

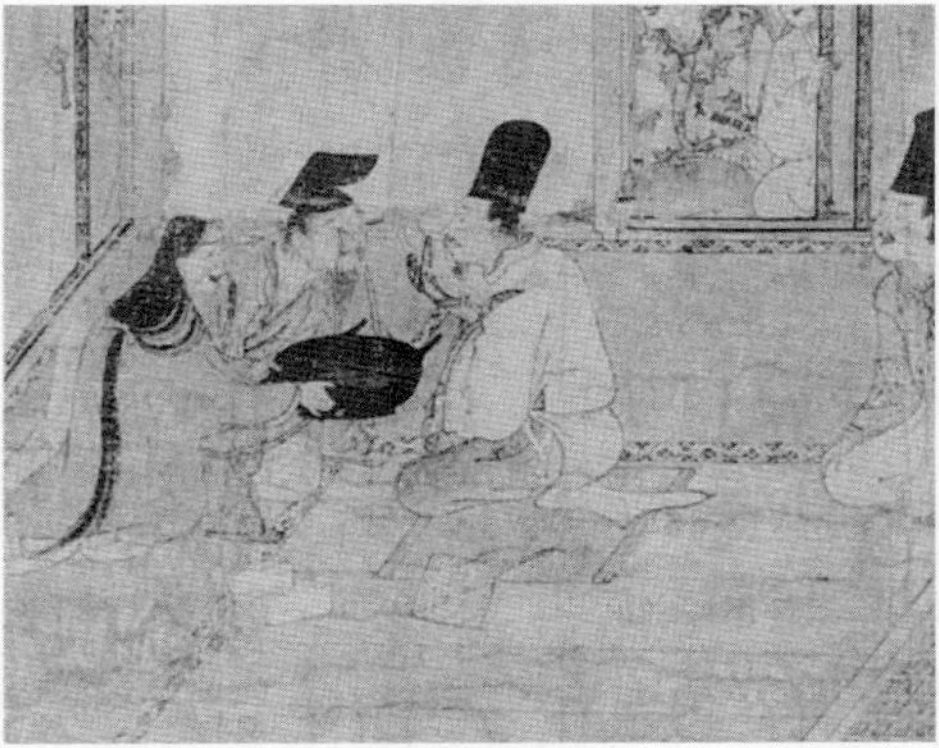

眼病の治療（『病草紙』，京都国立博物館蔵）

1　白内障と手術

　眼病の中でいちばん目立つのが白内障である。十二世紀後半につくられたといわれる絵巻物『病草紙』に、白内障を手術している場面がある（上図）。この絵を描いた画家は土佐《とさ》光長《みつなが》で、詞書《ことばがき》を書いたのは、寂蓮《じゃくれん》法師か、兼好《けんこう》法師かといわれている。

　絵は医者と患者が向き合って座り、医者は右手に手術用の鍼《はり》をもち、患者は眼から血を流している。手術が終わったばかりである。

詞書には「目が少し見えない男がいた。それを嘆いていると、門から男が入ってきた。何者だとたずねると、自分は目を治療する医師だという。当主はこれを神仏の助けだと喜び、招き入れて目をみてもらうと、医者はよく調べて、鍼をすれば良くなるといって鍼を刺した。いまに良くなるといって立ち去ったがいよいよ目が見えなくなり、ついに片目がつぶれてしまった」とある。

いかさまの目医者であったのか、運が悪かったのか、絵巻物の作者は、当主が失明したことを、つまらないことをしたと暗に非難している。この時代にみられた目医者の行商は、その後もずっと続いていた。目医者、歯医者は各地を回って病人を探し、治療したのであった。

2　鑑真和上の眼病

天平勝宝《てんぴょうしょうほう》五年（七五三）十二月に唐から来日し翌年平城京に入った鑑真和上《がんじんわじょう》（六八八〜七六三）は日本に着いたときは失明していた。鑑真和上は天平十四年（七四二）に日本渡海を決意してから、たびたび渡海に失敗して、六度目でようやく悲願を達成したが、困難をきわめた航海のため疲れと塩水で目をやられたのだといわれる。

しかし、眼科の歴史にくわしい福島義一氏は、鑑真和上が盲目になったときの状況を正伝『唐大和上東征伝《とうだいわじようとうせいでん》』の記事に、鑑真和上がひどい炎熱の中で視力が徐々に衰えていき、眼の治療にすぐれた胡人《こじん》に出会い、治療を受けたが、最後には失明したとあることや、和上が六十三歳ぐらいであったこと、この年齢と眼痛など特別な自覚症状の記録がないこと、両眼の視力がしだいに落ちていったことから、老人性白内障であったという。

ここに出てくる胡人とはペルシア人かインド人である。白内障の手術は古代インドで生まれた。そこから西へ行ったのが、アラビア、ペルシアを経て、ヨーロッパに伝わった。東へ出たのは、チベット、中国を経て日本に伝わった。『病草紙』に描かれた治療法は中国を経て日本に伝わったにちがいない。鑑真和上が出会った胡人も同じような手術を行ったであろう。しかし、両人とも不幸なことに失明してしまった。

鑑真和上が日本に到着する一年前、天平勝宝四年に奈良の大仏開眼が行われていたが、鑑真和上は大仏を見ることができなかった。また、和上のために創建された唐招提寺《とうしょうだいじ》も見ることができなかった。

いま唐招提寺に秘蔵される鑑真和上座像は晩年の御姿の生き写しだといわれる。閉じた両眼は失明の人であったことを物語っている。

3　馬島流眼科

幕末に来日した蘭医ポンペは日本の眼科はまったく駄目だといったが、実は日本にもすぐれた眼科医がいた。ただ、西洋の眼科と違って、解剖学の知識もないまま、経験を重ねて、独自で創り上げた治療が行われていた。おまけに自家の治療法を一子相伝、あるいは一門だけの秘伝としていたために、すぐれた治療法が広がることはなかった。

その中で有名な眼科に、いまも名古屋市の郊外に史跡として残る馬島明眼院《まじまみようげんいん》の馬島流眼科があった。

この始祖馬島清眼《まじませいがん》（～一三七九）は南北時代、尾張《おわり》国海東郡馬島村の医王山薬師寺を再建した人で、塔頭蔵南坊《たっちゆう》に住み、のちに大僧都《だいそうず》になった人である。

馬島家には、清眼がいかにして、いつ眼科の治療を始めたかについて伝説が残る。清眼がある日、薬師如来《やくしにょらい》から万民の眼病を救うための医方を授けられる夢を見た。夜が明けて本堂に行くと、薬師如来の尊前に眼疾の治療法をあまねく記した一巻があった。これに従って衆人の眼疾を治療すると、応験、神の如く、悉《ことごと》く治る。それを伝え聞いた人が次々とここに集まり、馬島流眼科が盛んになったという。

清眼に始まった馬島流眼科は代々の住職がそれを発展させたのである。中でも十三代円慶《えんけい》（〜一六五二）は寛永《かんえい》九年（一六三二）に後水尾《ごみずのお》天皇の皇女の眼病を治した。いずれの眼科医も手に負えなかった皇女の眼病を治したことで、天皇から明眼院という寺号を賜ったのであった。明眼は般若経《はんにゃきょう》の「金鎞膜《きんへい》を割き明眼を開く」に由来する。金鎞とは金製の矢じりに似た小刀のこと。物の表面をはぎ取るのに用いる。

二十一代円海《えんかい》（〜一七九八）は明和《めいわ》三年（一七六六）に桃園《ももぞの》天皇の第二皇子の眼疾を治し、このことで明眼院は勅願寺に推されたのであった。その後も明眼院は病人用宿舎を備えてますます発展の一途をたどったが、その様子が『尾張名所図会』に描かれた全景からうかがえる。

4　シーボルト事件と眼科医

江戸時代の眼科の名医に土生玄碩《はぶげんせき》（一七六二〜一八四八）がいた。玄碩は穿瞳《せんどう》術という新しい手術法を開発して一世を風靡《ふうび》した眼科医であった。その名声から幕府が奥医師に登用したほどの人であった。しかし、シーボルト事件に巻き込まれて、投獄され、最後は深川で細々と業を開き、多難な生涯を終えたのである。

シーボルトは文政《ぶんせい》六年（一八二三）に来日したが、ツンベリーの『日本紀行』を読んでいたにちがいない。彼は眼科道具や眼科薬をもって、日本にやって来た。

シーボルトは、長崎郊外に鳴滝塾《なるたきじゅく》を開き、市民の診療を行い、全国から集まった医生に西洋医学を教えていた。シーボルトはただ教えるだけでなく、弟子から日本のさまざまなことを報告させて、日本についての情報を巧みに集めていたのである。

文政九年（一八二六）シーボルトは、オランダ商館長の江戸参府に随行し、道中でも、鳴滝塾の弟子や蘭学に興味ある医者から質問を受け、求められれば、それに応じて病人の治療をして、江戸にやって来た。

江戸に着いたオランダ人一行は、いまの東銀座にある定宿《じょうやど》の長崎屋に落ち着いた。そこへ医者や学者が訪ねてきて、舶来品を見たり、買ったりした。

ある日、土生玄碩ら眼科医がシーボルトを訪ねて、眼疾についていろいろと質問した。シーボルトは眼科手術道具や眼科書を見せて、動物で白内障の手術をして見せたが、このときベラドンナという瞳《ひとみ》を広げる薬を使った。眼科で検査されるとき瞳孔《どうこう》を開くために点眼される散瞳薬《さんどうやく》の一種である。

土生はそのとき、はじめて散瞳薬の効果を見せられ、大いに驚き、ぜひこの手術法と薬を教えて欲しい。そのとき使った眼科器機を譲ってくれと頼んだが、シーボルトは頑《かたく》なに拒んだ。

土生は熱心に頼み、シーボルトから散瞳薬を教えてもらったが、そのお礼に、土生が将軍から下賜された葵《あおい》の紋付きの衣服を渡した。そのほか、シーボルトは幕府が譲渡を禁制とした品々を密かに入手していた。

ところが、帰国に際して荷物を載せた船が嵐《あらし》で遭難したために、所持品が海岸に打ち上げられ、他の機密の品々とともに見つかった。そのことがきっかけでシーボルト事件がおこり、紋服を贈った土生玄碩らが捕まり、投獄されたのである。

ところで、江戸参府のとき、土生玄碩は、シーボルトからもっと眼科を学びたいと願ったが、シーボルトの江戸滞在日数も限られていたために、弟子である伊東昇迪《いとうしょうてき》（一八〇四～八八）をシーボルトに引き合わせ、長崎で眼科を学ばせることにした。

伊東昇迪は米沢藩の藩医で、父親の代から眼科医として名医の名を馳《は》せていた。昇迪は父の求めもあって、江戸に出て土生玄碩について眼科を学んでいたのだった。

シーボルト一行とともに長崎についた昇迪は、シーボルトの鳴滝塾や出島で学んだが、このときの手記が残っている。そのひとつ『西遊雑記』には、長崎での日々、とくにシーボルトの鳴滝塾や出島での生活を記している。

昇迪はシーボルトから特別扱いされ、長崎の出島に自由に出入りすることを許され、鳴滝塾でもシーボルトから親しく学んだ。

そして、シーボルトは帰国が決まった文政十年十一月二十九日に、昇迪を招いて、別離の近いことを惜しみながら、「あなたは土生玄碩の弟子であるからだろうが、眼科術にとても秀でている。私は深く感ずるところがあった。また、あなたが弟子になったことで、私はどれだけ助かったか、徳を得ることが多かった。来年のはじめ、私はオランダに帰るが、今後は手術をする暇もないから、オランダからもってきた眼科内障器機（白内障の手術道具）をあなたにあげよう。もしこの器械ですでに盲人となった人を助けて天下に高名を轟《とどろ》かすようになってくれれば、本望だ」といって、一箱の眼科道具を昇迪に贈ったのであった。

日本最初の器機を得た昇迪は、その幸いを驚きと、喜びをもって受け、多くの盲人を救うことに胸をふくらませたにちがいない。

翌文政十一年、いよいよ帰郷の時期に至った昇迪は、正月二十三日、長崎出立を前にして、シーボルトに別れを告げに出島に出向いた。シーボルトは別れを惜しんで、数種の薬品と送別の文と、昇迪を眼科医として保証した許し文を与えたのであった。

江戸に到着した昇迪は、土生父子に会い、長崎の様子やシーボルトのことを話して、大いに喜ばれたのであった。これからは白内障の手術機器を使うことで、大勢の人に光を取り戻させることができることに、決意を新たにしたであろう。

しかし、そのときすでに彼らの頭上に暗雲が迫っていた。シーボルト事件が起こったのである。

すでに江戸を去っていた昇迪は、米沢にいたので、捕らわれることもなく、その後も藩医として医業を続けたが、シーボルトからもらった眼科機器はそのまま、蔵の奥深くにしまわれていた。

5　トラコーマの流行

幕末に来日したポンペは、日本には結膜炎が多いが、流行性のものはないといっていたが、日本でも「ぼろ目」と呼ぶ流行性の眼病があった。トラコーマ（トラホーム）である。しかし、数はそれほど多くなかったようである。

トラコーマが社会問題になったのは、明治時代に入って義務教育が始まってからである。トラコーマに限らず、学校がさまざまな感染症の感染源になることは、いままで も経験するところである。

明治二十四年（一八九一）、愛媛県松山市の小学校と女学校で眼科検診が行われた。小学校での眼科医による検診の始まりであった。このときはじめてトラコーマの統計をとっているが、男子児童の一〇パーセント前後、女子生徒の約一四パーセントにトラコーマが認められた。

翌明治二十五年、ベルリン大学の著名な眼科学教授ヒルシュベルグが世界一周調査旅行の途中、日本に立ち寄り、日本人のトラコーマの患者調査を行った。このときトラコーマ罹患率《りかんりつ》が約一四パーセントであった。

ヒルシュベルグは日本の次に中国を訪ねてトラコーマ罹患率を調査した。中国では罹患率が四〇パーセントであった。日本のほぼ三倍であった。この数字をなぜ問題にするかというと、明治二十七、二十八年の日清戦争で中国に出兵した日本兵のほとんどが、現地でトラコーマに感染して帰還したからである。日本のトラコーマ流行が社会問題になったのはこのときからであった。トラコーマに感染して帰国した兵隊から家族が感染して、トラコーマがたちまち全国的な広がりをみせて、明治三十年ごろから学童のトラコーマが爆発的にふえたのであった。

山形市では児童の四分の三がトラコーマに感染していたので、児童のトラコーマ対策がとられた。ある小学校では重症の児童に赤の記章をつけさせ、感染した生徒は全員黄色の記章をつけて、決めた座席に着席させていた。明治三十九年にそこを訪れ、状況を視察した久保田譲（元文部大臣）はトラコーマの蔓延《まんえん》ぶりにひどく驚かされ、学校のトラコーマ実態調査を命じたのである。その結果、次の三つの予防対策がとられた。

一、月に一回専門医が検診を行う。
二、多発の学校では看護婦を雇い入れ、児童の点眼、洗眼を行う。
三、器具、薬品を公費で整備すること。

こうしてトラコーマに対する流行対策が実施されたが、それが小学校に学校看護婦を普及させるきっかけになったのである。

トラコーマは強い伝染力をもつ眼病である。しかも、トラコーマ性結膜炎を放置しておくと、最後は失明する。それで大正八年（一九一九）にトラホーム予防法が成立してトラコーマは届け出伝染病になったのである。

トラコーマは戦後かなり後まで蔓延していた。統計によると、昭和二十二年の届け出患者数は約三十二万人であったが、昭和三十年代に入ってようやく六万人に下がった。その数が急激に下がったのは昭和四十年代以降である。経済が高度成長するにつれて、数は減り、昭和五十年代には三千人足らずになっていた。これは治療法が進んだこともあるが、入浴、手洗い、清潔な衣服、清掃など個人の生活環境が向上してきて、衛生が徹底してきたことが病気の減少につながったと考えられている。

三　万病のもと風邪

風邪は、医学的には「風邪症候群」という。風邪は昔からごくありふれた病気であるが、近年まで「風邪は万病のもと」といって、風邪を軽んじていると、重い病になると怖れられてきた。

ところで、風邪の原因は長い間わからなかった。一九五三年にアデノウイルスが発見されて、風邪の原因はウイルスであることで決着がついたが、それまで「寒冷」が風邪の原因だと信じられてきた。

風邪を cold というイギリスでは、風邪と寒さの関係を大がかりな人体実験をして確かめた。その結果、寒さだけでは風邪をひかないという結論に達した。しかし、寒いときに風邪をひくのも確かである。事実、乾燥した冬に風邪の患者がふえることが統計的に確かめられている。風邪ウイルスは低温、低湿に強いが、高温、高湿の環境になると極端に弱くなるからである。

風邪には寒いという意味はない。中国医学では風がさまざまな病気の原因になると考えた。風が皮膚のすきまから体内に入って病気をひきおこすと信じていた。平安時代には、後述するように、日誌や文学にさまざまな病気を風病といっていた。たとえば、中風というように、半身不随も風病のひとつであった。

感冒を風邪というようになるのは鎌倉時代から後のことである。

1　風病と風邪

王朝文学や平安時代の日記に、風病《ふびょう》がしばしば登場するが、風病とは、風が体内に入っておこった病気である。たとえば、『落窪物語《おちくぼものがたり》』に風邪をひいて、腹がこほこほと鳴り、下痢をしたとある。当時の医書によると「風邪のために民は病み、食をとると下痢をする、食欲がなくなり、体が重く、煩い悶《もだ》え、腸が鳴り、腹、四肢《しし》が腫《は》れる」とある。

また別の医書には「風病は季節の風と関係がある。風は八方から吹くが、季節と一致した方角から風が吹くときはよい。季節違いの方向から吹くと、虚邪の風となり、万物に害を与え、人々を病にたおし、たくさんの人が死ぬ。邪を避けるには、矢を避けるようにせよ、いまの人が多病なのは、邪風の避け方を知らないからである」と、このように季節はずれの風を受けると風病になることを説明している。

また、別の医書に「風邪」とは風気が人を傷つける病気である。人のからだは血と気が巡っているが、そこに外から風気が入ると、それは邪気となり、血気の場所を奪って、病気になる。それを風邪といったのであった。

「中風《ちゆうぷう》」「中気《ちゆうき》」は年配の人には馴染《なじ》みがある言葉である。半身不随を中気あるいは中風といっていたことを思い出すだろう。中国医学では、半身不随は風（気）に中《あ》たった結果であるという。れっきとした病名であるが、われわれはその意味もわからずに、中風といっていたのである。

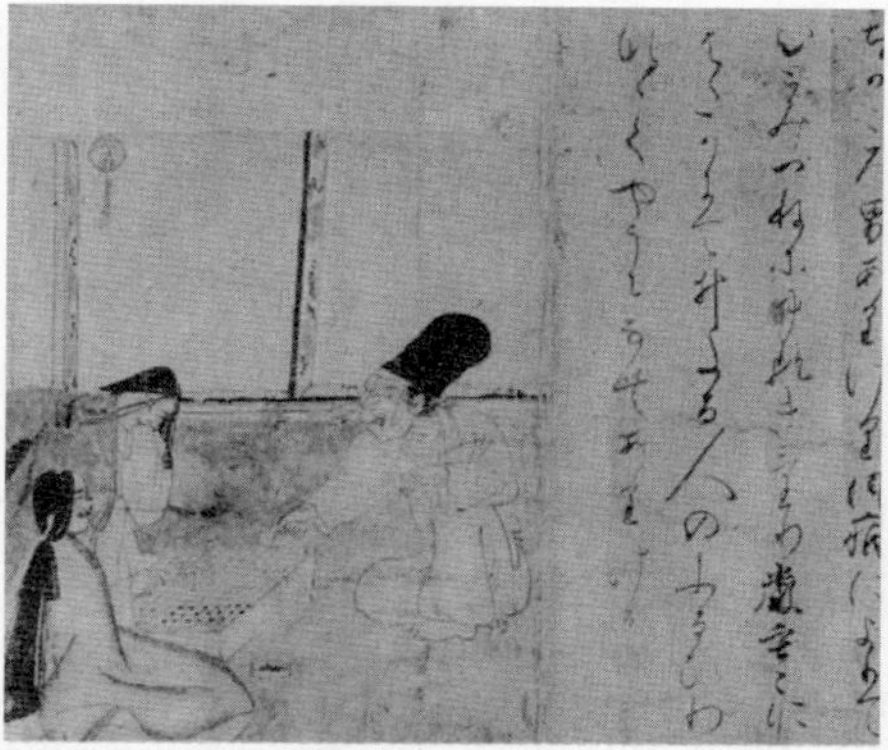

風病の男　風病とは，眼球が左右に揺れ動く病をいう（『病草紙』，京都国立博物館蔵）

2　神経疾患の風病

平安時代の風病は、中風のような神経疾患であった。天応《てんおう》元年（七八一）、光仁《こうにん》天皇が病気のために、山部親王《やまべのみこ》（桓武《かんむ》天皇）に譲位されたが、そのときの詔《みことのり》に「元来風病（かざやまい）にながく苦しみ、身体は安復せず、余命幾ばくもない」とあった。天皇はその年の十二月に崩御されたが、このときの「かざやまい」は中風のようなものであったかもしれない。

藤原道長《ふじわらのみちなが》など貴族の日記にしばしば「風病に悩む」と出てくるが、それを前後の記事から察するに、頭痛や発熱のようなものであった。

また鎌倉初期に描かれた絵巻『病草紙』に「風病の男」が描かれている（上図）。その説明に「風病のために、瞳《ひとみ》がつねにゆるぐ。厳寒に裸にいる人の震えわななくようである」とある。眼球が左右に揺れ動く病気を風病といったのである。現代医学からみると、それは眼球《がんきゆう》振盪症《しんとうしょう》という神経疾患であった。

『大鏡《おおかがみ》』には子供の風病の話がある。この風病はてんかんであった。子供のてんかんは、江戸時代でも風病といっている。

このように難病あるいはとらえにくい病を風病といっているが、その多くが神経疾患であった。

3 「風邪は万病のもと」の由来

「風邪は百病の長」とか「風邪は万病のもと」というが、この言葉は中国古代の古典『黄帝内経《こうていないけい》』に出てくる。

そこでの使い方は現代人が考えているものとまったく違った。『黄帝内経』では「風《ふう》は人を傷つける。寒熱の風邪《ふうじや》、熱中になり、寒中になり、癘風《れいふう》となり、偏枯《へんこ》（半身不随）となり、風となる。その病はそれぞれ異なり、その名も同じではない。邪の風が体内に入ると、体内の正常の風に置き換わることでさまざまな疾患をひきおこす。それだから風邪は百病の長という」とある。風邪にはさまざまな性質があり、その性質によって異なる病気が発症するというのである。古代の「風邪」は主として神経系の疾患をひきおこす原因であった。現代の「風邪症候群」に該当する病は「感冒」といった。

ところが江戸時代、十八世紀に入ると、風邪が感冒と同じ意味で使われるようになった。そこで「風邪（感冒）は万病のもと」という意味にすり替わったのである。

4　風邪、インフルエンザ

江戸時代になると、風病のほかに風疫、傷風という言葉が使われるようになった。かつては流行性感冒といわれたインフルエンザのことである。インフルエンザは貞《じよう》観《がん》四年（八六二）にすでに流行していた。この年の『三代実録《さんだいじつろく》』に「たくさんの人が咳逆《がいぎやく》を患い、死者多数」とある。咳逆はシワブキヤミともいう。ひどい咳《せき》のことである。翌年も、翌々年も咳逆が大流行した。

貞観十四年には、「京に咳逆が発生。死亡者多数」とある。このとき巷《ちまた》には、渤海《ぼつかい》の客が外国の毒気をもってきたから、この病がはやるのだという噂《うわさ》が広まっていた。

インフルエンザが外国から入ってくることを知ったのである。

ひどい風疫のときは神仏に祈った。延長《えんちょう》元年（九二三）には、紫宸殿《ししんでん》で僧侶《そうりょ》が読経を行い、長和《ちょうわ》四年（一〇一五）には春日社《かすがしゃ》に天下咳病を鎮めるために幣帛《へいはく》を捧《ささ》げている。

平安時代も終わりに近づいた久安《きゅうあん》六年（一一五〇）の流行は近来にない大流行であった。貴賤《きせん》上下ことごとく発病し、たくさんの老若が死んだ。実はこの年に宋商劉文冲《りゅうぶんちゅう》が来日している。彼らはたくさんの教典や史書を持参し、天皇に献納したが、インフルエンザも日本にもたらしたのだ。

鎌倉時代に入ると、天福《てんぷく》元年（一二三三）に咳病が大流行した。『明月記《めいげつき》』に、「近頃咳病が流行《はや》るが、世俗は夷病という。去年に京都に来た異国人を万人が見たため」と記す。外国人を見物したことが流行の始まりであったという。そして夷病といったのであった。

5　江戸時代のインフルエンザ流行

江戸時代に入ると、慶長《けいちょう》十九年（一六一四）に「風疾流行、この月より冬十月に至る」と流行を記す。しかし、このときから百年余、大流行の記録がない。鎖国が始まったからである。

ところが、享保《きょうほう》十五年（一七三〇）に久しぶりにインフルエンザが流行した。「風気流行、これは異国より渡り、長崎より流行り来たり候由、芋酒《いもざけ》を飲み候へば、のがれ候也」と記す。日本の唯一の貿易港長崎からインフルエンザが広がったのである。実は、一七二九年から翌年にかけてインフルエンザの世界流行があった。ロシア、ドイツ、スイス、イタリアで大流行した。日本に来たのはおそらくロシア経由であろう。

それから三年後、享保十八年に久しぶりに風病が大流行した。六月から七月にかけて全国的に流行したが、江戸の町では夏の一ヵ月で死者八万人を数え、大混乱になった。人々は棺《ひつぎ》をあつらえる暇もなく、空の酒樽《さかだる》に亡骸《なきがら》を入れて寺院に運んだ。しかし、埋葬する場所がないと断られ、火葬でなければ受けつけないという。荼毘《だび》に付すには数日もかかり、町は死臭に溢《あふ》れたのであった。おまけに貧しい者の亡骸は捨て置かれたが、誰もが世話ができかねたため、公儀からの寸志で回向《えこう》だけを済ませ、菰《こも》に包んで舟に乗せ、ことごとく品川沖に流したのであった。

この年の『武江《ぶこう》年表』に「人々は藁《わら》で疫神をつくり、鉦太鼓《かねたいこ》を鳴らし、はやしつれて海辺にいたる」とある。海外から来た疫病であることから、風神を海辺まではなばなしく送ったのである。この風神送りはその後、インフルエンザの流行のたびに行われた。

それから後、インフルエンザの流行は、インフルエンザの世界流行と相前後しておこっていることが多かった。たとえば、享保十八年の大流行は、一七三二年から三三年にかけてアメリカやヨーロッパ各国で流行したのと一致している。

6 インフルエンザと愛称

江戸時代の半ばになると、感冒がはやるたびに、その風邪を愛称をつけて呼んだ。明和《めいわ》六年（一七六九）に流行した風邪は「稲葉風《いなばかぜ》」と呼んでいる。杉田玄白《すぎたげんぱく》は、このときの流行の様子を随筆『後見草《のちみぐさ》』に「九月になって感冒が流行し始めたが、はじめはそれほどのこともないだろうと思っていた。ところが、だんだん広がり、ついには巷を往来する人も絶え、将軍家の人々から大小名の屋形に宿直する人も稀《まれ》なるほどに煩ったために、それぞれの大名家では厨房《ちゅうぼう》で、たくさんの薬を大量に煎《せん》じて、荷桶《におけ》や手桶などにいれて、病人の枕元にまで持っていき、病人に飲ませている。この病気はだんだんとうつり、佐渡越後の方まで及び、極老の人などこれで死んだ人がたくさん出た」と書いている。世界では、それより二年前の一七六七年に大流行があった。

安永《あんえい》五年（一七七六）にも関西地方で風邪が流行したが、この風邪を「お駒風《こまかぜ》」と呼んだ。それはそのとき大いにはやった浄瑠璃《じょうるり》が、城木屋お駒という妖婦《ようふ》が主人公であったからであった。

相撲取りの名前がついたインフルエンザもあった。天明《てんめい》四年（一七八四）に流行した「谷風《たにかぜ》」である。無双の力士、横綱谷風梶之助《かじのすけ》は、自分が土俵の上で倒されることはない。倒れるのは風邪をひいたときぐらいだと豪語していた。その谷風が、いち早く風邪をひいて寝込んだので、このときの風邪に谷風の名前がついた。それだけではない。狂歌までできたのであった。

この年の流行は、天明の飢饉《ききん》と重なったため、たくさんの死者が出た。このとき世界では一七八一年から八三年にかけてヨーロッパからロシア、インドにかけてインフルエンザが猛威をふるっていた。

享和《きょうわ》二年（一八〇二）のインフルエンザの流行は前年の暮れに長崎から始まり、オランダ人が持ち込んだという噂がたったが、この年の風邪には、「アンポン風《かぜ》」、「お七風《しちかぜ》」、「薩摩風《さつまかぜ》」とあだ名がついている。前年にアンポンという漂流民が見つかったが、彼から始まったといって、「アンポン風」と呼んだのであった。

このころ、長崎にいた伴蒿蹊《ばんこうけい》は「往年シャム人が渡り来たときから、風邪が流行したそうだ。こんどの風邪は長崎から九州を経て、ついに上方にまで及び、世間に広く広がった。京都は二月二十日ころから三月二十日余りまで流行して、この風邪にかからぬ家はない。近江《おうみ》にも同じように流行しているが、これは風邪に似ているが、一種の疫病である」といっている（『閑田耕筆』）。

人々は風邪の流行が九州から北上することを知っていた。それで薩摩風といったのである。

「お七風」は八百屋お七の小唄《こうた》がはやっていたことからついたのであった。

このときの世界流行は一七九八年に北米に始まって、一八〇一年までにヨーロッパ、ロシア、アジアに広がっていたのである。

文化《ぶんか》五年（一八〇八）の流行は「ネンコロ風《かぜ》」といった。このころ、ねんねんころころ節が巷にはやっていたからである。このときの世界流行は一八〇五年ごろから八年にかけてアジア、ヨーロッパ、北米に広がっていた。

文政《ぶんせい》四年（一八二一）の流感は「ダンホウ風《かぜ》」といった。このころ、武士の長髪が許された。それをはやした「ダンホウ小唄」がはやっていたからである。

文政十年は「津軽風《つがるかぜ》」といった。その年、津軽侯が御大礼のときに輿《こし》に乗って叱責《しっせき》されたことから「しそんずると輿に乗るという」といったのである。庶民の葬儀で死者を乗せる道具を輿といったからであるが、それをひねって「津軽風」と呼んだのであった。このときの世界流行は一八二六年から西半球で始まり、二七年にはロシア、シベリアで流行していた。なお翌年にシーボルト事件が起こっている。

天保《てんぽう》三年（一八三二）の風邪を「琉球風《りゅうきゅうかぜ》」と呼んだ。『武江年表』によると、「この年、琉球人が来朝せしより、琉球風といふ」とある。世界流行は一八三〇年から中国、南アジアで流行し、三一年、三二年にかけてロシア、ヨーロッパに広がっていた。

安政《あんせい》元年（一八五四）はペリー再来航の年である。神奈川沖にアメリカ軍艦が来たことで、この年の流感は「アメリカ風《かぜ》」と名づけられた。一八五二年から五年にかけて世界各地にインフルエンザが流行していた。

以上のように世界各地で繰り返し流行していたインフルエンザは、長崎から、薩摩から、対馬《つしま》から鎖国をしていた日本にも入り、国中で猛威をふるった。鎖国していたはずの日本が世界とつながっていた証《あかし》である。

ところで、流行性感冒をインフルエンザと呼ぶようになったのは戦後のことであるが、大正七年（一九一八）に日本ではスペイン風邪として知られるインフルエンザの流行できわめて大きな被害が出た。その結果、大正七年、八年、九年の死亡原因の第一位がスペイン風邪による肺炎であった。

このスペイン風邪は一九一八年から翌一九年に世界的に大流行し、世界での患者六億、死者二千三百万に達した惨禍を残していた。このときのインフルエンザの発祥地がスペインのように思われるが、この流行性感冒が始まったのはスペインではなく、アメリカの軍隊であった。しかも、第一次大戦に参戦した直後のアメリカの軍隊に流感が発生したことは機密事項にされた。流感はヨーロッパ全土に広がり、スペインまで広がった。そのとき、それが世界流行する悪性の感冒であることに気づいて、スペイン風邪という名前がついたのである。

四　不当に差別されたらい・ハンセン病

らいは、レプラまたはハンセン病などとも呼ばれる。洋の東西を問わず、古くから、地域によっては、ひどく差別されてきた病であった。日本では古代から原因を風病、業病などで説明され、のちには天刑《てんけい》病ともいわれた。らいの病人が出た家は、子孫にも同じ病の人が出てくると信じ、その家をらいの家筋などといって差別したのである。

しかし、一八七三年に、ノルウェーのハンセン（一八四一〜一九一二）がらい菌を発見したことで、この病気が感染症であることが明らかになった。

そのときノルウェーでは、ハンセン病患者の隔離政策を実施して、ハンセン病患者の数を短期間に急速に減少させた。このことから、世界のハンセン病学会では、隔離政策がハンセン病を撲滅させるのに、きわめて有効な手段であると評価したのであった。その時期に、日本では明治政府がハンセン病対策に乗り出したのであった。

明治四十年（一九〇七）に癩予防に関する法律が制定され、らい患者の療養所への隔離が始まった。当時は、らいは慢性経過をたどり、一生治らない病気であると信じられていたので、療養所に入ると、二度と郷里に戻れなかった。家族も、らい患者を出したことで、肩身の狭い思いをし、患者との連絡を絶つことをあえてしたのであった。

しかし、第二次大戦中、一九四一年にらいの特効薬プロミンが発見されたことで、らい患者が、市民生活に戻ることができるまで治る病気になった。

そのころから、不幸な歴史を象徴する「らい」を病名に使うことをやめて、「ハンセン病」と呼ぶことになったのである。

また、平成八年（一九九六）にらい予防法がようやく廃止されたことにより、公的にも「らい」を使うことはなくなった。しかし、ここでは歴史の中のらいを語るために、あえて「らい」を使った。なぜなら、ハンセン病はあくまでもらい菌が原因でおこる病気であるが、歴史の上の「らい」には、ハンセン病に限らず、治りにくかった重い皮膚病をすべて「らい」に含めているからである。

1　ハンセン病の症状と差別

らい菌は抗酸菌（酸に強い菌）で、らい細胞内で増殖するが、人工培地で培養することが非常に難しい菌である。同じような抗酸菌に結核菌があるが、らい菌は結核菌よりはるかに感染力が弱い。らいが大流行することはきわめて少ない。らいの流行で多くの人が一度に死んだ歴史もない。らいより結核の方が人類に与えた害は大きかった。

たとえば、結核は一九七五年まで死因のトップであった。それにもかかわらず、結核はときには美しく語られ、強制隔離されることはなかった。らいがこのように理不尽な難儀を負わされたのは日本だけではない。西洋でも旧約聖書の時代から、らいは神から与えられた罰であり、らいと診断された者は仲間から遠ざけられた。

ところで、ハンセン病ではおもに皮膚と末梢神経が侵され、放置していると、重い皮膚の症状が現れて、崩れていくために、恐れられたのである。

しかも、この病気の潜伏期間は三年から五年あるいはもっと長い。ある日を境に眉《まゆ》が落ち出し、出血斑《はん》が現れ、ときには瘤《こぶ》が全身に広がり、皮膚の知覚が失われ、ひどい火傷や疵《きず》を負っても気づかず、尋常でない跡を残すことがあった。

だが、日本の場合、律令では他の障害者と同じようにらい者を税や扶助の面で特別扱いをして、近親者に世話をする者がいなければ、他家の男を介護に遣ることになっていた。しかし、これについて藤野豊氏は『歴史のなかの「癩者」』の中で、それは表向きだけで、実態はそうでなかった。らいは伝染すると信じ、介護に行く者がいなかった。戸令《こりよう》で、らい患者に兵役、課役の免除を定め、選叙令《せんじよりよう》にらい者の出仕停止、解官を定めているのは、らい者と接することを避けたためであっただろうと推定している。

2　光明皇后と湯施行

洋の東西を問わず、らいは宗教と深い関係にあった。らい患者をあわれみ、救いの手を差し延べたのは、ほとんど宗教者であった。

日本でも平安初期、仏教が広く定着してきたときに、信者の間に、業病説《ごうびょう》が広まっていったが、このときの業病には奇形、小人、醜者、手足萎《な》え、盲、聾《ろう》なども入っていた。

しかし、時がすぎるにつれて、らいだけが別格になり、『大智度論《だいちどろん》』（巻五十九）には、「諸病のうちで癩病がもっとも重く、宿命の罪の因縁の故に治し難し」と、らいがもっとも重い業病であるから治しにくいと断言している。

鎌倉時代の僧医梶原性全《かじわらしょうぜん》が著した『頓医抄《とんいしょう》』には、巻三十四に癩病の秘伝が載る。らいの原因を「前世の罪業により、仏神の冥罰《みょうばつ》あり、あるいは食物により、あるいは四大不調による」と述べて、治るのには「所詮善根を修し、懺悔《ざんげ》を致して、善く修すべし」とある。

それより先、平安初期に成立した『日本霊異記《にほんりょういき》』（下巻第二十）には持経者（持経、とくに法華経を読経する僧）を非難すると、現報として白癩《びやくらい》になると述べる。それを裏づけるような話が『今昔物語集《こんじやくものがたりしゆう》』に出てくる。

比叡山《ひえいざん》の僧心懐《しんえ》が荘厳な法会《ほうえ》を妨げ、卑賤《ひせん》な身で尊き僧を嫉妬《しつと》したために、白癩を病むにいたり、仮の母として約束した女からも穢《けが》れ者と寄せつけられず、頼む者からも捨てられて清水坂《きよみずざか》に追いやられたと、業病のらいにかかった者への仕打ちの物語が載っている。

ところで、仏教に深く帰依していた光明《こうみよう》皇后が、湯室で癩者のからだの膿《うみ》を吸い出すと光り輝く阿閦仏《あしゆくぶつ》が現れる有名な説話がある。この話は事実ではない。この説話がはじめて現れたのは、平安末期で、中世になると、話はさらに装飾されて、いまに伝わる説話になったのである。

最初の話では、光明皇后が十千の道俗を浄めたところ、阿仏が姿を現したと、いとも簡単な話である。それが鎌倉初期の『建久御巡礼記《けんきゆうおんじゆんれいき》』になって光明皇后が湯室の功徳を行った話となった。

光明皇后が東大寺や法華寺の建立に邁進《まいしん》していたとき、天から湯室の功徳をつくれと命令が下ってきた。そこに湯屋を建て、自ら垢擦《あかす》りをすることを誓った。垢擦りを始めたところ、清水坂の者らしい男が入ってきた。清水坂はらい者のたまり場である。

皇后は無差の功徳だからとどがめもせず、眺めていたところ、男は皇后に背中を擦《さす》ることを求めた。あまりにも汚いからだに躊躇《ちゅうちょ》していると、「后の御願は汗なずむ」というので、我慢をしながら触れ、このことは人に語るなというと、男は我、阿仏といって、光を放ち芳しい香りとともに天に昇っていったという。

ここに光明皇后伝承の形がほぼ出来上がった。しかし、それ以前にこの説話形成に影響を与えたと思われるものが『今昔物語集』に出てくる。

『今昔物語集』（巻第十九第二）に唐から帰った年救《ねんぐ》が語った湯施行の説話である。入宋僧寂照《じゃくしょう》（？〜一〇三四）が五台山《ごだいさん》で功徳行のひとつとして大衆に湯施行を行ったとき、きわめて穢気《きたなげ》なる女が現れた。「女瘡《かさかき》て穢気なること無限《かぎりな》し」。衆僧《しゅそう》（多くの僧）はののしって追い出そうとしたが、寂照は食物を与えて帰そうとした。

女は瘡《かさ》を治すために少し入浴させてくれといった。女は追い払われたが、秘かに湯屋に入りざぶざぶと湯を浴びた。衆僧は聞きつけ、たたき出すために湯屋へ行ったが、かき消すようにいなくなった。そして紫の雲が光り天に昇っていった。衆僧は「文殊《もんじゅ》の化して、女と成りて来給へる也けりといって礼拝したが、甲斐《かい》なく終わった」とある。文殊菩薩《ぼさつ》が瘡ある女になることは仏教の典型的な説話である。

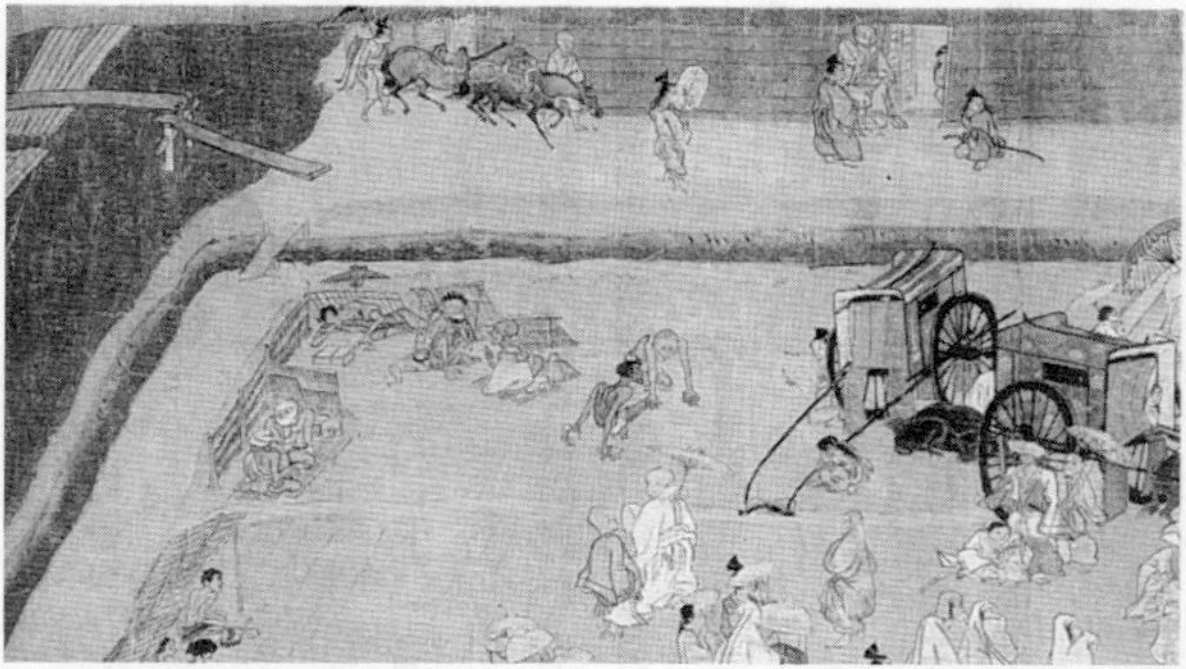

無宿の病者にも布教した一遍（『一遍上人絵詞伝』（巻第七），東京国立博物館蔵）

『今昔物語集』の震旦《しんたん》部巻第六の玄奘三蔵《げんじょうさんぞう》の話は光明皇后説話に大いに影響を与えたにちがいない。話は深山に捨てられた爛《ただ》れた女が玄奘三蔵に、医者が膿を吸ってくれると治るといったから、膿を吸ってくれと頼んだので、玄奘三蔵が首から腰まで吸ったとき、香りがたち、光が現れて女は観音に変じ、汝《なんじ》は清浄質直の聖人よと讃《たた》え、試したことを告げて心経を授けたというものである。

いずれも厚い信仰心かららい者を差別なく扱い、それが報いられた話である。『元亨釈《げんこうしゃく》書《しょ》』（巻第十八）に出てくる光明説話はこうした伝承が混じり合ってできたものであろう。

3　仏教と救らい事業

京の都では、葬送の地鳥辺野《とりべの》の入口近くの清水坂にらい者が集まり住んだ場所があった。清水坂にこうした集団生活が始まったのは、平安中期であったという。藤原《ふじわらの》道長《みちなが》が危篤に瀕した日に悲田者と六波羅蜜《ろくはらみつ》坂本の者に施米しているが、亡くなった後、長元《ちょうげん》四年（一〇三一）三月十八日には清水坂下の者に塩を施し、八月二十八日、悲田、鴨河原《かものかわら》の病者、窮者へ施米をしている。

このころは、ことあるごとに貴族が施米をしたのは、悲田院が寛仁《かんにん》元年（一〇一七）に鴨川の大洪水で病者三百名余とともに流され、九条南の東悲田院は廃絶されたからである。その後、三条に移築された悲田院も活動が下火になり、施米は個々の貴族に任されていた。それでときにはらい者が貴族に施米を強要することもあった。

『一遍上人絵詞伝《いっぺんしょうにんえことばでん》』には上人を慕って旅を続ける信徒の中にらい者がいた。らい者は他の信徒とは別に輪をつくって食事をしているが、らい者は阿閦仏や観音、文殊菩薩の化身《けしん》であるとあがめる信者も多かった（前ページの図）。

西大寺《さいだいじ》を再興し、文殊信仰によるらい者救済をしたことで広く知られる叡尊《えいそん》は、文殊菩薩は信仰者の前に貧窮・孤独・苦悩の衆生《しゅじょう》となって現れるから、慈心を行うことが必要であると指摘し、無遮大会《むしゃだいえ》では非人を生身菩薩に擬して供養すると述べている。

同じく文殊信仰をもっていた忍性《にんしょう》は、西大寺に住んだとき、奈良坂の北山十八間戸《きたやまじゅうはっけんど》に住む手足の不自由ならい者に対し、暁に北山十八間戸に行き、らい者を負って町に出て、夕べに負って家に届けることを続けていた。らい者が死に臨んで、自分は再びこの世に出てきて、忍性の手下として働いて、師の徳に報いる、そのときは瘡を顔にとどめて出てくると誓った。

果たして後に、忍性の弟子に顔に瘡のある者が加わった。まさにらい者の生まれ変わりと人は呼んだのである。

4　らいと性

清水坂や奈良坂に住むらい者は年に何度か町に出て、勧進《かんじん》して歩いたが、そのとき「ものよし」と呼びながら歩いた。「ものよし」とはもともと縁起がよいという意味である。彼らに施与することは縁起の良いことであり、施者は自らの功徳になると信じて、喜捨した。

鈴木則子氏によると、時代とともにらい者への見方が変わってきた。それで「ものよし」の意味も変わっていった。「ものよし」がらい者その人を指すようになった。

さらに時代が下り、江戸になると、有名な医師岡本一抱《おかもといっぽう》は、著書にらい者を「ものよし」というが、その由来は「陰房のこと強剛であるから」と説明している。性的な意味を帯びてきたのである。

なお、岡本一抱は近松門左衛門《ちかまつもんざえもん》の弟で、中国のたくさんの医書を和訳して残している。

江戸時代に入って、らい者が仏の化身という聖者の見方は薄らぎ、働くことを嫌った浮浪者と同等にみられ、しかも性欲が強い者という偏見が行き渡った。

熊本にらい者が目立ってふえたのは江戸時代であったのだろう。熊本の藩医村井琴山《むらいきんざん》は、著書『和法一万方』の中で、次のように述べている。

「癩は不治であり、その病因は女の月経血にある。かつて癩は見ることの少ない病であったが、ここ二、三十年増加しているのは、人々が自堕落になって血の穢《けが》れを忌むことをせず、月経中に交合するからである。月経血は悪血のなかにも尤《もっと》もわろき血であるために女性は月々瀉下《しゃげ》している。しかるに月経血が女性の胎内に残っているうちに交合すれば、悪血が子の体内に残り、癩の根元になる」

らいは親の責任だという。この時代はまたらいの家筋が広く信じられていた。この説はらいの家筋でなくても親の不行跡でらい者が出ることの説明になる。

らい者が性欲が強いという偏見はその後も根強く残っていた。らい予防に関する法律が制定されたあと、らい患者で、しかるべき扶養者がいないときは行政官の命令で療養所に入所させられ、昭和六年（一九三一）の改正で、強制入所がいっそう強化されたが、療養所に入所が決まると、先祖からの氏名を捨て、家族からの連絡を絶ち、まったく別世界に入ることになった。

所内で新しい生活を始めたとき、家庭をもつこともできたが、子供が産まれぬように男性に断種手術が行われた。

はじめは結婚する男性だけが対象であったが、のちに入所した男性すべてに施行された。子供がらいに感染すると決めてかかったのである。

皮膚と神経が侵され、ひどく変貌《へんぼう》する病にかかったばかりに、他の病気ではまったく考えられない処遇をうけ、天賦の人生が変わってしまった人がどれだけいたであろうか。

いま多磨全生園《たまぜんしょうえん》のハンセン病資料館を訪ねると、その人たちが受けた非人道的な苦しみを垣間見《かいまみ》ることができる。

五　脚気論争

いまでこそ脚気《かっけ》は稀《まれ》な病気であるが、長い間、日本特有の病気であった。脚気はアジアの米食地帯に限って発生する地方病であり、西洋人にとって脚気は、アジアに進出してはじめて出会った病気であった。

脚気の研究はビタミンを発見するきっかけを与えたが、この研究が近代医学を受け入れたあとから始まったことから、脚気は日本の研究者が世界にデビューするのに格好の課題になったのである。それだけに脚気の研究史には興味尽きない話題が多いが、ここでは日本史に登場した脚気をみてみよう。

脚気は脚の神経麻痺《まひ》で始まる急性末梢性神経炎であるが、炎症が心臓に及ぶと、衝心《しょうしん》と呼ばれ、致死率の高い病気に変化する。原因がビタミンB_1の欠乏でおこる栄養障害であるが、このことがわかったのは明治の半ばを過ぎてからであった。

しかし、それ以前から脚気の治療に穀類などが効果をあげることを経験的に知っていた。たとえば、脚気の名医と評判が高かった漢方医遠田《とおだ》澄庵《ちょうあん》の処方の主成分は、穀類や豆類であった。経験から見つけた食品であったが、そこには大量のビタミンB_1が含まれていた。

現代では標準的な食事をしていれば脚気になることはない。しかし、精米で胚芽《はいが》が除かれた白米だけを食べて、副食をおろそかにすると脚気になる。

症状は手足のしびれ感に始まり、知覚異常が現れ、下肢《かし》が重く感じるようになる。全身倦怠感《けんたいかん》を覚え、つま先が上がらなくなり、つまずいてころびやすくなるなど歩行に障害がおこる。よく知られているように膝《ひざ》の腱《けん》をたたいても反応しない。末梢神経が麻痺している症状である。脚気が怖いのは、胸のどきどきが激しくなり、息切れがひどくなり、胸に圧迫感が現れ、低血圧になり、下肢や顔面がむくみ、脈が速くなるなどの症状が現れたときである。このとき突然、死が訪れる。俗にいう衝心脚気である。

1　日本武尊の脚気

ところで、日本で最初の脚気患者は英雄日本《やまと》武尊《たけるのみこと》であると脚気研究の第一人者、山下政三氏はいう。しかし、あくまでも神話であるから事実はわからないが、神話を読むかぎり、日本武尊は脚気で最期を迎えたことになる。

勇猛な性格から天皇に疎《うと》まれて、各地の平定という名目で流浪した日本武尊は、伊勢の野煩野《のぼの》（能褒野、三重県亀山市）で力尽きて最期を迎えた悲劇の人である。いまも伊勢の各地に日本武尊の病にちなんだ地名が残る。脚が腫《は》れて、まるで当芸《たき》（船の舵《かじ》）のようになったところを当芸野《たきの》（美濃《みの》国多芸《たき》郡）と呼び、さらに症状がひどくなり、杖《つえ》をつかなければ歩けなくなったところを杖衝坂《つえつきざか》（伊勢国三重郡）と呼ぶ。その後、ある村に到着したとき、「わが脚は三重のまがりもちのように腫れ、疲れが甚だしい」といった場所を三重（伊勢国三重郡）と呼んだといわれる。それでも歩き続けて、野煩野に来たとき、危篤状態になり、ついに力尽きて、国を思う歌を詠んで亡くなった。

この症状の経過から日本武尊は衝心脚気であったにちがいないと山下氏は推測する。

2　徳川家光の脚気

脚気は奈良時代に確かに現れ、平安時代の王朝貴族の間にたくさん発生した。しかし、鎌倉武士の間には見られない。室町、戦国時代には減っている。それが江戸時代になって徐々にふえてきた。太平な世になったからである。

三代将軍家光《いえみつ》は寛永《かんえい》五年（一六二八）、二十四歳のときに瘧《おこり》（マラリア）を患い、治った直後の六月に脚気を発病した。このとき月例の仕事の出仕をやめるほどの脚の痛みを訴えている。

このときは七日ほどの患いで快復したが、それが脚気の最初の発病であった。それから毎年、春から秋にかけて脚気に悩まされるようになった。そのたびに著名な医師が呼び出され、総出で治療に当たった。脚気の名薬はありとあらゆるものが処方されたが、家光の病状はあまりよくならなかった。家光をいらいらさせたのであろう、官医で首座の半井驢庵成近《なからいろあんなりちか》や今大路道三親昌《いまおおじどうさんちかまさ》が御勘気《ごかんき》に触れている。

寛永十六年、家光三十五歳のとき、すべての奥医師に家伝の奇薬を差し出すように命じている。将軍の薬は医師が協議の上で決めていたが、家伝の薬を出すように命じたことは異例である。妙薬を探すためであった。だが、特効薬はなかった。著名な医師を京など上方からも集めて養生の術を尋問した。だが、脚気の妙法を見つけることはできなかった。だれも脚気と食事とが関係あるとは気づかなかったのである。

ただ、家光の脚気は寒くなると軽快した。元気になると好んで鷹狩《たかが》りに出かけ、剣術や槍術《そうじゅつ》の稽古《けいこ》を行ったが、慶安《けいあん》四年（一六五一）四十七歳のとき、いつもと違った症状が現れた。一月の初めから胸が圧迫されると訴えたのである。しかし、二月になって、その症状もなくなり、日光に出かけようというまでになって家来を安心させた。その後、順調に快復して、槍《やり》や剣術を行い、猿楽《さるがく》、歌舞伎、狂言も見物し、行水も浴びるまで快復した。四月に入って自分の快復ぶりを堀田加賀守正盛《ほったかがのかみまさもり》ら諸侯に歩いて見せたり、腹を大目付井上筑後守《いのうえちくごのかみ》に触らせたのであった。つまり、腹水がたまって腫《は》れていた腹が平常に戻ったことを見せたのであろう。ところが、それから十日後に突然容態が悪化して、午後四時ごろに死去した。家光の死因は明らかに突発的におこった脚気による衝心であったといえる。

3　徳川家定とポンペ

十三代将軍家定《いえさだ》の死は実に謎《なぞ》が多い。徳川慶喜公伝《とくがわよしのぶ》によると、家定は生来の病弱のうえ、幼少の時に重い疱瘡《ほうそう》にかかり、満面に痘痕《あばた》ができて醜い顔であった。そのうえ、癇性《かんしょう》が強く、目や口はときどき痙攣《けいれん》し、首もこれについて動き、一瞬笑ったかのような奇態をみせた。話す言葉もどもるために人と話すのを極端に嫌ったのである。いわゆるチックかと思われるが、いまでも厄介な病気である。当時ではなす術《すべ》がなかった。それでも侍医に命じて、八方に手を尽くしたが、効果あるものは見つからなかった。ただ謡曲、乱舞などを踊っている間は常の人と変わらない、うまく舞えた。しかし、曲を止めると、たちまちもとに戻ったのである。

成年になった将軍は自らこれを羞《は》じらい、人と会うのを嫌い、御簾《みす》の中に二、三の側近とこもることが多かった。男女の語らいもない窒息《ちっそく》しそうな環境で、癇性はいよいよひどくなり、自ら憂鬱症《ゆううつしょう》といって心身の快活を失っていた。これを大奥は厳しく秘密にして、外聞にはただ癇性の奇態とみせていた、それで暗愚の君といわれたのであった。

ところで、家定は公には安政五年（一八五八）八月八日に死去したことになっているが、実はそれより約一ヵ月前の七月六日に死亡していた。その三日前の七月三日、幕府は蘭方医戸塚静海《とつかじょうかい》と伊東玄朴《いとうげんぼく》を奥医師に取り立てた。また同時に脚気の名医遠田《とおだ》澄庵《ちょうあん》も奥医師に任ぜられている。

ところが、六日に家定が亡くなると、奥右筆志賀《おくゆうひっしが》金八郎《きんぱちろう》が自殺し、奥医師岡櫟仙院《おかれきせんいん》が閉門謹慎を命じられた。そのことから巷間《こうかん》ではさまざまな噂《うわさ》が飛んだ。しかも公方が亡くなられた翌日に蘭方医二名が新たに奥医師に取り立てられた。『徳川実紀』によると、七月六日から公式に死亡が発表された八月八日まで約ひと月、将軍の病は疝瘕気《せんしゃくけ》と記録されている。二人の蘭方医の採用は隠蔽《いんぺい》工作であったとしか考えられない。

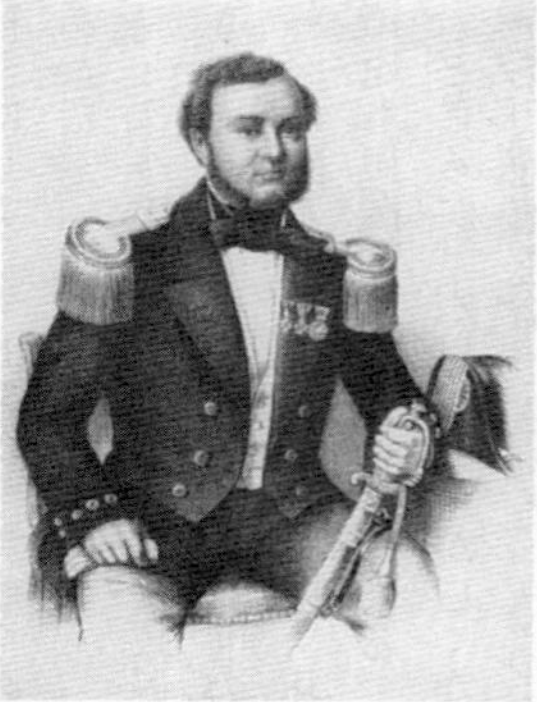

ポンペ　オランダ海軍軍医で，日本最初の西洋医学教育を行う

ところで、家定が死去した安政五年は日米修好通商条約を調印して開国した年であり、七月は江戸でコレラが大流行していたときであった。家定の死の公表をひと月先に延ばしたのは、不穏な事態を避けるためにやむをえなかったかもしれない。

実は、家定の余命が短いことを、当時長崎で医学を教えていたオランダ人医師ポンペは知っていた。ポンペは家定の病状についてたびたび相談を受けていたのである。死去に先立つこと十数日前の六月二十日に受けた報告で、将軍に快復の見込みがないことを知った。その翌日六月二十一日、家茂が十四代将軍に定められている。

家定の最後のころの病状は食欲はなくなり、全身浮腫《ふしゅ》のほかに息切れ、尿がほとんど出なくなっていた。しかし、巷間では家定暗殺説やコレラ感染説が出回ったのであった。

4　徳川家茂の死

十四代将軍家茂《いえもち》もわずか二十一歳で亡くなった薄幸の将軍であった。紀州藩主徳川《とくがわ》斉順《なりより》の長子に生まれ、十四歳で家定の跡を継いで将軍に即位、文久《ぶんきゅう》二年（一八六二）、公武合体の方策として皇女和宮《かずのみや》と結婚したが、毎年のように京都に上京して、ともに暮らすことは少なかったのである。

しかも長州征討（幕長戦争）を目指して、三度目の上京をしたあと、大坂城に滞在して、ここで最期を迎えた。慶応《けいおう》二年（一八六六）のことである。享年二十一歳であった。このときも死亡したことはただちには公表されなかった。死因についていろいろな噂が飛んだのである。

徳川慶喜公伝によると、この年四月から家茂は胸の痛みを訴えていたが、一時は快方に向かい、安心していたところ六月になって再発し、下旬になると脚が腫れてきて、苦痛がひどくなった。それで江戸や京都から医師が呼び寄せられ、内侍所で将軍のための祈禱《きとう》が行われたが、将軍の病状は日増しに悪化して、危篤状態になった。慶喜が七月に入って謁見したときは、床の上に座ることも難儀なほど水腫《すいしゅ》はひどかった。しかし、精神的にはきわめて元気で、常と変わらなかった。家茂は江戸に帰ることも叶《かな》わず、七月二十日に大坂城で亡くなった。

症状から見て、家茂の死因は脚気であることは明らかであるが、条約勅許、兵庫開港問題で将軍側と皇室との間が不和であったことから、このときも暗殺説が出たのであった。

5 江戸煩いとヨイヨイ

庶民が白米食を食べられるようになった江戸時代に、脚気は江戸の町のいたるところで見られるようになった。地方から来た人も脚気になるために「江戸煩い」と呼んでいた。このころになると、脚気は江戸だけでなく、京都でも流行するようになる。そのときは「腫病」、「脚気腫満」と医学用語が使われたのである。

寛政《かんせい》末から享和《きょうわ》年間（一八〇一～〇四）にかけて京都で劇症脚気が流行したが、そのときは「三日坊」と呼んだ。この病名は脚気がいかに激しかったかを物語っている。

江戸でも文化《ぶんか》・文政期《ぶんせいき》（一八〇四〜三〇）になると、脚気流行は極みに達し、「ヨイヨイ」とか「腫満」と呼ばれていた。庶民は白米を食べたが、副食をきわめて貧しいものですませていたからである。

6　高木兼寛と森鷗外

明治に入って、脚気は国民病といわれるほど、大きな社会問題になっていた。軍隊や寮で集団生活をする若者の間で脚気が大発生したからである。

農村から江戸に出てきた青年にとって、白い米飯はご馳走《ちそう》であった。副食がなくても白い米飯を食べられれば満足したのであった。

明治十九年（一八八六）の日本橋越後屋（現在の三越）の使用人の一日の食事の献立を見ると、朝食は味噌汁《みそしる》、茄子《なす》、沢庵《たくあん》、米飯。昼食は蚕豆《そらまめ》、砂糖、醤油《しょうゆ》、沢庵、米飯。夕食は沢庵と米飯であった。主食は米飯。副食は沢庵とほんの少しの野菜であった。魚などタンパク質はほとんど含まれていなかった。夕食のおかずは各自が買って食べるように現金が渡されたからである。だが、少しでも節約して、親元に仕送りをした使用人たちは、米飯と沢庵ですませていたために、脚気になったのである。

軍隊も状況は同じであった。徴兵されて全国から集まった兵士にとって最大のご馳走が白い米飯であった。東大の学生寮でも限られた食費のために、食事を沢庵と米飯ですませていた苦学生が多かった。

脚気が集団生活の中で多発することから、東大のお雇い教師のドイツ人ベルツは脚気を伝染病と考えた。同じころ、京都府療病院に来ていたお雇い教師ショイベも、脚気を感染症と考え、二人は明治十四年（一八八一）に、脚気伝染病説を発表した。偏食が脚気の原因であることに気づかなかった。脚気伝染病説と発表されると、脚気菌探しが始まった。東京大学と密接な関係にあった陸軍では、脚気の伝染病説に従って、兵隊の環境を整備した。

海軍でもはじめは同じであった。明治十一年から十六年までの統計によると、兵隊の三割が脚気になっていた。そればかりではない。明治十五年にオーストラリアに遠洋航海した筑波艦は帰国までに三百三十三人の乗組員中八十八名が脚気に倒れた。また、同年、朝鮮事変のために仁川《じんせん》湾で清国軍と対峙《たいじ》していた日本海軍の軍艦では、たくさんの兵員が脚気で倒れ、戦闘どころではない状態になった。

この事態を憂慮した首脳部は、脚気対策を緊急の課題にした。そのとき、英国留学から帰っていた高木《たかき》兼寛《かねひろ》が、脚気が西洋で発生しない事実から、脚気になる兵員と食事の関係を考えて、遠洋航海で兵食を洋食に切り替える提案をした。それが実践された結果、脚気患者が激減した。はじめて食事と脚気の関係を実証したのである。

しかし、このとき陸軍では、ドイツに留学中の森鷗外《もりおうがい》が兵隊の食事について研究していた。まだビタミンの発見されていない時代である。栄養学上、兵食を分析したところ、米食でも四大栄養素が足りているという結論になった。それで陸軍では米食を続けていた。

なお、森鷗外は陸軍は常に移動しているので、大きなパン焼きがまをもって移動することができないと海軍と事情が違うことも指摘している。

このころ、バタビア在住のオランダ人エイクマンが鶏の餌《えさ》を白米だけにすると、脚気によく似た末梢神経炎がおこることを見つけた。しかも、白米を玄米に替えると治ることも見つけた。そして玄米に脚気に必要なオリザニン（ビタミンB_1が主成分）があることを一九一〇年に農芸化学者鈴木《すずき》梅太郎《うめたろう》が発見したのである。

六　コレラの恐怖

コレラは激しい下痢と嘔吐《おうと》を伴う法定伝染病である。コレラにはアジア型コレラとエルトール型コレラの二種類がある。現代のコレラはエルトール型である。一九六〇年代にエルトール型コレラが急激にふえて、アジア型が消えていった。それで一九六四年のWHO総会でエルトール型コレラが国際検疫伝染病に指定された。日本では空港や港湾での検疫によって、海外から持ち込まれることを抑えてきた。エルトール型コレラの七〇から八〇パーセントが軽症であることから、確かに昔のように恐ろしい伝染病ではなくなった。

事実、平成六年まで年間コレラ患者数は七十人足らずであったのが、平成七年は二百七十四人に急増している。症状が軽いために入国時に見逃されて、国内で感染源になることもある。海外旅行をまったくしていない人がコレラになった例が報告されている。

また、アジア型コレラが完全になくなったわけではない。これらが、突然、大流行することも否定できない。コレラはまだ油断のできない伝染病である。

コレラは、紀元前四〇〇年ごろからインドのガンジス河およびブラマプトラ河下流のデルタ地帯に限定して流行した病であった。それが、十八世紀に入って、ヨーロッパ人がインドへ進出したあと、世界に広がったのである。コレラが世界流行した最初は一八一七年であった。それから六回も世界大流行をひきおこしている。

コレラの最初の世界流行は一八一七年八月にカルカッタで始まった。それはアジア全土、ヨーロッパの一部、アフリカのザンビア、中国、ロシアの南部、朝鮮、日本にまで広がり、足かけ十年経った一八二六年にようやく終わったのである。

インド全土に広がったコレラは、一八二〇年に三つのルートを通って世界各地へ広がった。日本へはインドから東南アジアに出て、二〇年にジャワ、二一年にボルネオで流行したあと、広東に向かい、二二年に北京に入り、朝鮮半島を経て対馬《つしま》に渡り、二二年（文政《ぶんせい》五）八月に、対馬から長門《ながと》に上陸したのであった。

実はこの年のはじめ、長崎の出島に住むオランダ商館長ブロムホフが、幕府に挨拶《あいさつ》するために江戸にやって来た。そのときジャワでコレラが流行している情報を蘭学者桂川甫賢《かつらがわほけん》と宇田川玄真《うだがわげんしん》に与えていた。

ブロムホフは「自分が一八二一年の夏、ジャワ島バタビアを出発するとき、一種の流行病がはやり、原住民もヨーロッパ人もこの疫病にかかって、無数の者が死亡していた。「この病気はラテン語でコレラという」といって、一八二〇年にジャワ島バタビアでコレラが流行したとき、オランダ人医師が著した体験記を桂川甫賢に与えた。

この本には、コレラの説明と治療法が書いてあった。玄真は養子宇田川榕庵《ようあん》に、その日に聞いたコレラの話をすると、榕庵は、桂川がブロムホフからもらった本を一日の約束で借り出し、徹夜で訳したのであった。日本で最初のコレラ書である。

1　日本最初、文政五年のコレラ流行

日本には最初の世界流行のとき、鎖国下であったにもかかわらず、コレラが下関《しものせき》に上陸した。文政五年（一八二二）のことであった。ブロムホフがコレラの話を江戸で伝えてから数ヵ月後、シーボルトが来日する前年であった。

下関に流行する前に、朝鮮半島を経て対馬で大流行していた。人々は嘔吐、下痢で突然発病して、絞るように腹が痛み、二、三日経たずに死んでいった。死者の数は一日に二、三百人もいたという。

だれもコレラについてまったく知らなかった。手を尽くす暇のないまま、病はあっ

という間に下関から萩《はぎ》へと広がった。発病して三日の内にコロリコロリと死ぬために、この奇病を三日コロリあるいはコロリと呼んだのである。コレラは破竹の勢いで、萩からさらに広島、岡山に広がり、さらに兵庫と、山陽一帯で流行して、大坂で爆発的に流行した。しかし、大坂の流行も十月に入ると、ようやく終わりの兆しが見えてきたのであった。

流行地では、どこでもたくさんの死者が出たが、中でも長門《ながと》と大坂の流行がひどかった。その様子を大坂に住んでいた蘭学者斎藤方策《さいとうほうさく》は手紙で友人に知らせている。そのなかで、大坂では一日に二、三百人の埋葬が行われている。大坂の流行は、西国から来て、安治川《あじがわ》に停泊していた船から発生した。病の恐ろしさを知らなかった宿屋の主は、その患者を泊めた直後に、家族全員が発病したと書いていた。

コレラは、宿から川に沿って市内に広がって、全市がコレラに汚染されてしまった。とくに船着き場付近でたくさんの患者が発生した。水の都、大坂は、水路を介して感染するコレラにとって、猛威を振るう条件が整っていた。人々は未曾有《みぞう》の惨状を見せる、この病にまったくなす術《すべ》がなかったのである。

このとき京都でもコレラが流行したが、ちょうど季節が十月になり、大きな被害を出さなかった。また、東海から東に広がることがほとんどなく、このときのコレラは終息した。

江戸の医師たちは、この病をはじめて目撃した医師から手紙を受け取っていた。桂川ら蘭学者は集まり、果たしてこの病がブロムホフのいうコレラであるか否か検討していた。その結果、大坂の病気がコレラであるということになったが、コレラの予防法には気づかなかった。コレラを古来からの霍乱《かくらん》（急性伝染性胃腸炎）ぐらいに考えていた。世界流行する伝染病であることを見逃したのである。せっかくブロムホフから得た情報もこのときの流行には役に立たなかった。

2　次々とおこる世界流行

二回目のコレラの世界流行は一八二九年に始まり、一八五二年まで、約二十三年間も続いた。このときの流行はアジア、北アフリカ、ヨーロッパ、南北アメリカ大陸と、世界全土に広がった。コレラは、文字どおり地球全体に流行した、初の世界流行病となったのである。

しかし、日本は幸いなことに、この流行の渦に巻き込まれなかった。鎖国下の日本は、無傷で逃れたのであった。しかし、このころ、文政十一年（一八二八）におこったシーボルト事件で日本は揺れていた。

三回目の世界流行は一八五二年から五三年にかけて始まった。流行が始まったときはまだ感染経路も病原菌も見つかっていなかった。

コレラが侵入した場所は、冬になると一息をつくように終息したが、翌年の夏が始まると、散発的であったが、息を吹き返した。流行が始まって三年目の一八五四年、ヨーロッパではコレラは爆発的な流行になり、史上最悪の記録を残した。

この流行のときに、ロンドンのソーホー街に住んでいた医師ジョン・スノーは、コレラの流行場所を地図にスポットで記したところ、一つの井戸が流行の中心にあることを見つけた。

上水道がまだ不十分なころ、一つの井戸を大勢の人が共同使用していたが、この井戸の水を使った人々の間にコレラが広がっていた。コレラに汚染された井戸が伝染源になっていることを明らかにした。スノーはこの井戸水を使うことを禁止した。ロンドン市はスノーの意見を入れて、徹底した上水道の管理を行った結果、コレラは鎮静化した。その後、英国ではコレラが大流行することはなかった。

三回目のコレラ世界流行は東南アジア、中国でも激しい流行を見せていた。そして、一八五八年（安政五《あんせい》）、コレラが長崎に上陸した。安政のコレラ大流行の始まりであった。

3 安政のコレラ大流行

安政五年六月十九日に日米修好通商条約が調印されて、鎖国は終わった。しかし、それより一ヵ月前の五月二十一日（陽暦七月一日）、上海《シャンハイ》から長崎港に入港したアメリカ船ミシシッピー号の船員がコレラに感染していた。船員が長崎の出島に上陸してから約十日後の六月二日に、二十人から三十人のコレラ患者が発病した。コレラはまたたくまに長崎市内に広がった。

長崎からさらに中国、関西に広がり、六月下旬に東海道沿いの町で流行して、七月に江戸へ侵入した。

始まりは海岸沿いの赤坂《あかさか》、霊岸島《れいがんじま》、築地《つきじ》、芝《しば》海岸地帯、鉄砲洲《てっぽうず》、佃島《つくだじま》に限局していた。八月になると、江戸の町から近郊まで急速に広がり、八月中旬にピークに達した。町は病人と死者に溢《あふ》れた。その悲惨なありさまは、『安政箇労痢《コロリ》流行記概略』にくわしく書かれた。未曾有の数の死者に棺桶《かんおけ》の数が間に合わず、酒樽《さかだる》を棺桶にしたが、火葬が追いつかず、火葬場は棺桶で溢れたのであった（次ページの図）。

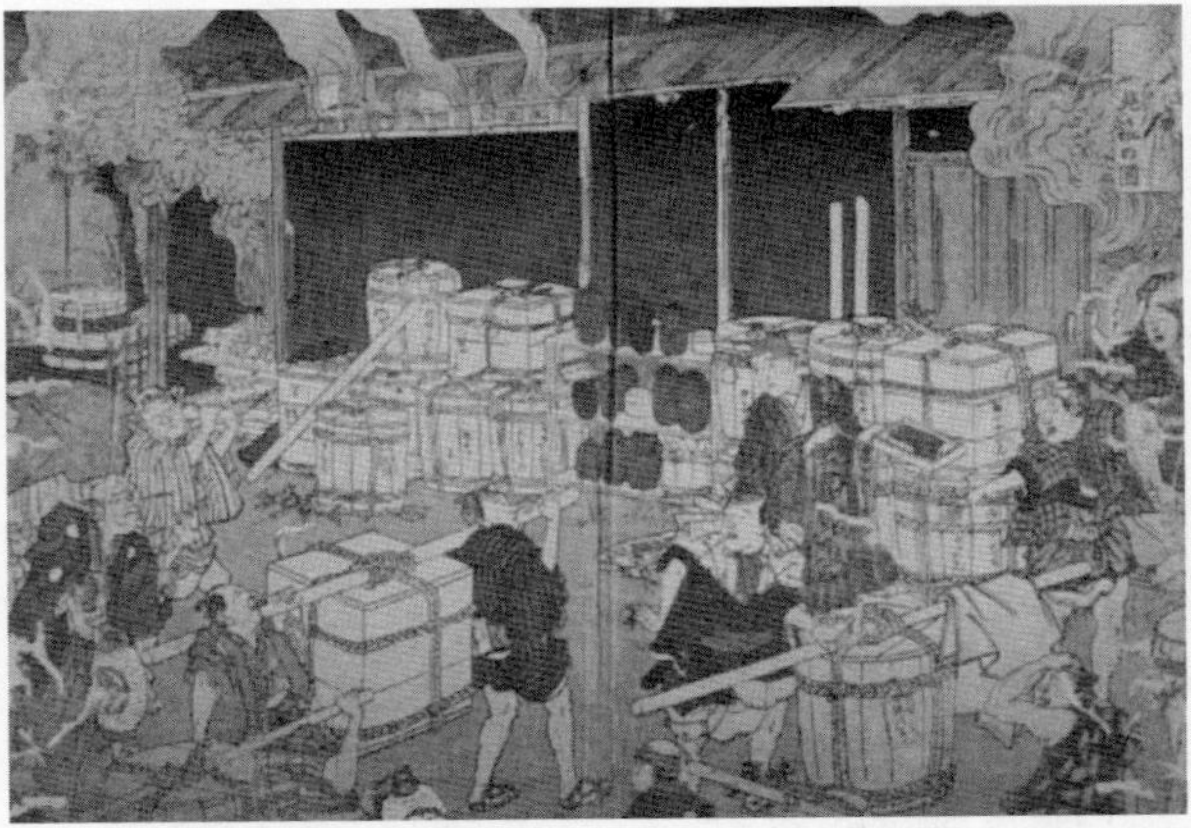

江戸の火葬場に山とつまれた棺桶　安政五年のコレラ大流行で，死人が続出し，おおわらわの様子を描いている

人々は恐怖のどん底に突き落とされていた。

八月に江戸横山町の地紙問屋の中屋萬衛門が、水戸藩主徳川斉昭《とくがわなりあき》公に宛てた手紙の中で、「町には死人が多く、毎日、蔵前《くらまえ》通りを二百五十くらいの葬列が通る。一家全滅した家も多く、馬喰町《ばくろちょう》周辺の旅館は滞在中の人もたくさん死んだ。泊まり客も、長期滞在者もほとんどなく、江戸の町は不景気になり、商人がとても困っている。また、関西方面の流行のために街道は上り下りも人通りが途絶えるなど、前代未聞のことが起こっている。水戸ではまだコレラの流行がないそうだが、水戸街道筋も土浦のあたりまで流行が広がっているようだ」とコレラの流行の様子を書き送ったのであった。

九月に入ると、江戸の流行は終息し始めて、下旬にぱったりと止まり、町はようやく落ち着きを取り戻したのであった。

江戸で大流行したコレラは、八月に東北方面に広がって、九月（陽暦十月）の終わりにようやく終息したのであった。

4 コレラ防疫対策

安政二年（一八五五）に、オランダ海軍が幕府の要請を受けて、海軍伝習、すなわち軍艦の操縦法を教えていた。幕府は同時に幕府の医師松本良順《まつもとりようじゆん》らに医学を教えるように頼み、オランダ海軍軍医ポンペが安政四年から医学教育に当たっていた。

ポンペは来日した当初から、清国で流行しているコレラが日本に侵入する日が遠くないといって、医学生にコレラ防疫法を教えていた。

案じていたとおり、翌安政五年六月（陽暦七月）に長崎にコレラが発生した。

ポンペはただちに長崎奉行岡部駿河守《おかべするがのかみ》に宛て、「長崎の出島、市内ともに吐瀉病《としやびよう》が多発している。米国蒸気船ミシシッピー号でも、同様の胃腸病が多発している。これは流行性のものと考えられる。この病気は清国の海岸都市でも流行して、多数の死者があると聞いている。長崎出島にいるヨーロッパ人は、この下痢症が変性して真性コレラにならないように努めている」と報告した。

同時にオランダと同様のコレラ対策を実行するように具申した。つまり、生鮮食品を管理する必要を説き、食用禁止の食品名と生活習慣で禁止事項を公表すべきだと助言したのであった。

長崎奉行はポンペの意見を入れて、長崎市内および代官領内に注意事項を布告した。

同時に、「病人が発生したときには、流行病が劇症のために治療が間に合わず、また貧困の者は手当も行き届かない者があると聞いている。そのために大村町伝習所に医師を詰めさせ、治療にあたらせる。患者は昼夜をとわず、同所に申し出れば、往診の医師を派遣するはずである。ただし軽症の者は同所へ来て診療を請うように」と指示した。しかし、このときは隔離は行われなかった。ポンペの大村伝習所には、弟子が詰めて、患者の治療に全精力を傾けた。

七月下旬には、長崎の劇症患者の数は減り、やがて終息した。このときの彼らの活躍は、西洋医学が漢方よりすぐれていると印象づけるのに大いに役立った。

ポンペらがとった患者統計によると、人口約六万の都市長崎で千五百八十三人が発病し、七百六十七人が死亡した。死亡率は約四八パーセントと高いが、発病者を千六百人足らずに抑えたのは、生もの、生水などを禁じた予防法が効果をあげたのであった。

江戸の統計は正確ではないが、人口百万都市から約三万の死者が出た。おおよそ三から四パーセントの市民がコレラで死んだことになる。

ところで蘭方医の医官活躍は長崎だけでなく、江戸でも見られた。この年、幕府はそれまで禁じていた蘭方医の医官登用を許し、伊東玄朴《いとうげんぼく》をはじめとする五人の蘭方医をはじめて奥医師として登用したのである。

しかし、コレラの大流行は、ポンペが『日本滞在五年回想録』の中で述べているように、攘夷《じょうい》運動を刺激した。「米艦ミシシッピー号が清国から日本にコレラを持ち込んだ。一八二二年以来、日本ではこの恐るべき疾病についてはまったく聞くところがなかったが、今回はたくさんの犠牲者が出た。市民はこのような病気に見舞われてまったく意気消沈した。彼らは、この原因は日本を外国に開放したからだといって、市民のわれわれ外国人に対する考えは変わり、ときには、はなはだわれわれを敵視するようにさえなった」と述べている。

長崎では外国人が井戸に毒を入れたためにコレラ流行が始まったという流言が飛んだのである。

5　世界流行と日本

四回目の世界流行は一八六三年に始まった。このときの流行は、ユダヤ教徒にとって一八六五年がヨベル（五十年ごとの大いなるあがないの年）の年にあたったことから、無数の人がメッカに集まった。その人々の間にコレラが発生し、流行が各地に広がったのである。

この年、文部省の衛生局では海外の文献を参考に、コレラ対策を検討して、意見書にまとめていた。

しかし、国内のコレラ流行は西南戦争が起こった明治十年（一八七七）まで発生していない。

鹿児島士族を中心とした西南戦争は、征韓論が決裂したあと郷里に戻っていた西郷《さいごう》隆盛《たかもり》を擁して、明治十年二月に蜂起《ほうき》し、政府の徹底した士族の特権剝奪《はくだつ》に不満を持つ九州各地の士族結社が加わり、二月二十二日に熊本城にある熊本鎮台を強襲して火蓋《ひぶた》が切られた。だが、わずか七ヵ月で政府軍に鎮圧された戦いであった。

この戦争では、三万余の西郷軍に対して、政府は総兵力は五万八千六百、艦船十九隻を投入した。

激戦が続いた戦闘は九月二十四日に、西郷隆盛らがこもった鹿児島城山《しろやま》が陥落して、西郷らが討ち死にしたことで終わったが、戦いが終わりに近づいた九月十六日、政府軍の中にコレラが発生した。

その後、コレラは、戦地から輸送船で凱旋《がいせん》してきた兵士の間に広がった。十月に入って、神戸港へ入港した一隻の輸送船では、すでに六名が死亡し、五十名の患者が瀕死状態であった。その患者も上陸中に十六名が死亡し、さらに約四十名が上陸直後に発病する事態が発生した。

このとき検疫官が兵士の上陸を止めようとしたが、船内の惨状に恐れていた兵士は、銃を構えて、威嚇しながら勝手に上陸してきた。それを抑えることはとてもできなかった。そして関西地方一帯にコレラが広がったのである。

それより先、横浜、長崎でコレラが発生していた。

九月はじめに横浜のアメリカ系製茶会社の社員がコレラになったのが発端となって、横浜市内、千葉県、東京市内、生糸の生産地山梨、群馬、長野で発生した。東

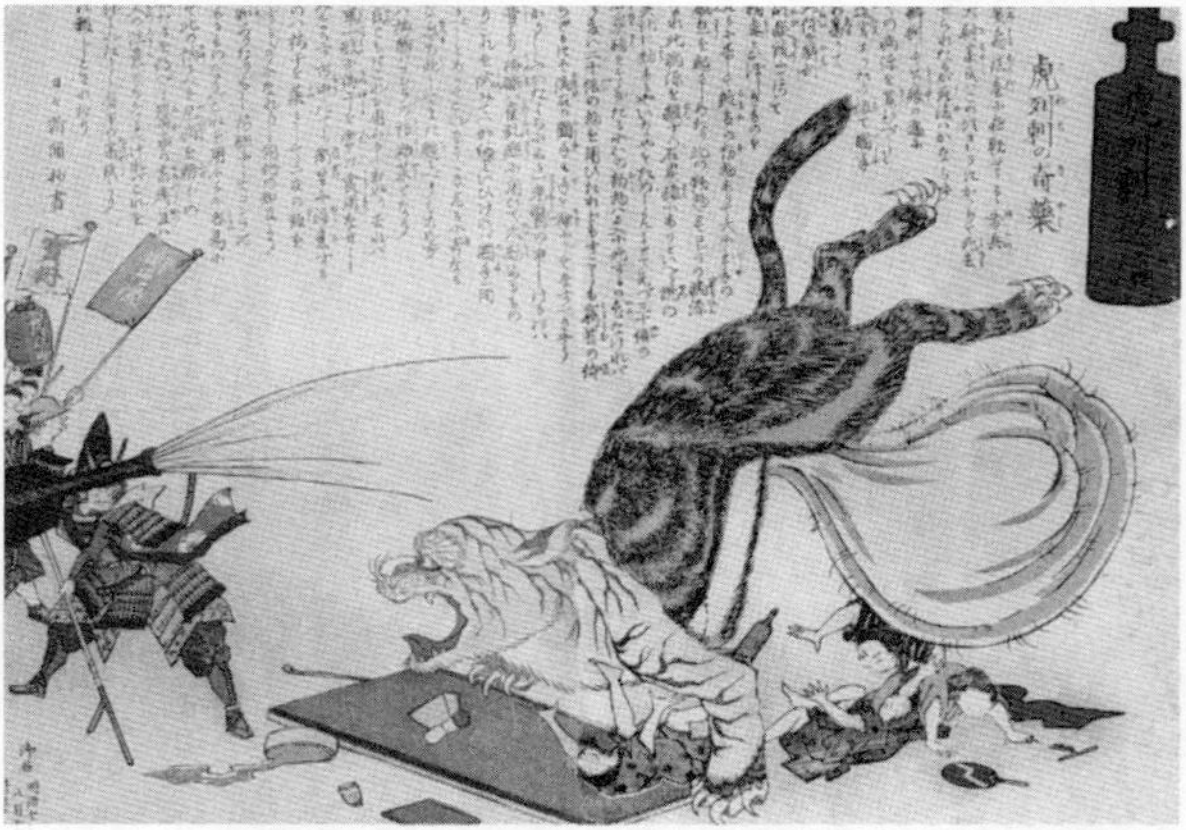

怪獣がコレラの病原菌で，虎頭，狼身，狸の睾丸をそなえ，石炭酸をいくらかけてもたじろがない（「虎列刺《これら》の奇薬」（明治19年）木村竹堂画，日本医学文化保存会蔵）

京羽田と千葉県では横浜と結ぶ船がコレラの病毒を運び、他の地域は生糸のバイヤーによって運ばれて、それぞれの地域にコレラを広げたのであった。

長崎では、九月六日、停泊中の英国船にコレラが発生し、十数人の水兵が死亡した。遺体は大浦山地に埋葬されたが、まもなくこの場所からコレラの流行が始まった。

これより先、コレラの世界流行の情報を得ていた政府は、「コレラ病予防法心得」を草案して、八月二十七日付けで公布していた。「心得」では、医師の届け出と予防法の実施を義務づけ、患者発生のとき徹底した消毒の実施、患者の移動禁止などを定めた。のちの伝染病予防法のさきがけである。

明治十年のコレラ流行は安政五年の大流行の後、最初の大流行であった（前ページの図）。このとき、東京では警視庁が、「心得」に則《のっと》って、逐次、状況に応じた防疫を指示した布達を出している。この年は冬に入ってコレラは終焉《しゅうえん》したが、それから二年後の明治十二年、コレラが再び大流行した。

この年の震源地は愛媛県の漁村であった。三月十四日にコレラ発生の報《しら》せが入り、さっそくコレラ消毒が行われた。だが、村人の間に消毒が危害を与えるという反感が出て、それが引き金となって、防疫を拒絶され、コレラが蔓延《まんえん》するのを抑えることができなかった。

コレラは愛媛県から九州の別府、さらに九州全体に急速に広がった。九州だけに止まることなく、五月には西日本一帯に、六月に入ると、東日本にも広がった。全国的な流行となったのである。この年のコレラ患者数は十六万二千六百三十七人、死者が八千二十七人であった。わが国の統計史上、最高の数字を記録したのである。

一八八三年から始まった五回目の世界流行はアフリカが舞台であった。この時は、伝染病が病原性細菌によることがコッホによって発見されていた。

ドイツ政府は、エジプトへコッホを派遣し、フランス政府もパストゥール研究所からの調査班を派遣した。ともに原因菌の発見を競った。

結局、一八八四年にコッホがコレラ菌を発見して、ドイツ側の勝利となったのである。最後の世界流行は一八九九年から始まって、一九二六年に終わったが、欧米では、徹底した検疫によって、平時には流行を見ることはなかった。ただ、一八七〇年からの普仏戦争のとき、参戦国の間でコレラが流行したが、その他の国ではほとんど見られなかった。

第二次世界大戦が終わった一九四五年以降は、コレラはエルトール型コレラに替わり、ふたたびある限られた地域の流行病に戻ったのである。

七　天然痘と種痘

天然痘は大昔からもっとも怖れられていた病気のひとつであった。だが、いまは世界中のどこにいっても見ることができない病気になった。公衆衛生行政官の蟻田《ありた》功《いさお》氏が中心となってＷＨＯ（世界保健機関）が大規模な撲滅作戦を展開して、アフリカのソマリア人の患者を最後に地上から消えてしまったからである。

一九八〇年にWHOは天然痘撲滅宣言をしたが、このように撲滅作戦が成功して、人力で消し去った伝染病は、いまのところ天然痘だけである。

ところで、天然痘の学名は「痘瘡《とうそう》」であるが、昔から「疱瘡《ほうそう》」、「豌豆瘡《わんずがさ》」、「裳瘡《もがさ》」とも呼ばれた。「もがさ」は発疹《はっしん》が顔から始まって下半身へと広がる様子から生まれた俗称である。

痘瘡の原発地や、いつから始まったか、その時期はわからない。しかし、二千年前のインドの仏典に痘瘡の記事がある。また、紀元前一一五七年に死んだエジプトのミイラの顔に痘痕《とうこん》が残る。紀元前にすでに中央アジア、エジプトで流行していたのである。

一説によると、痘瘡は中央アジアを起源に、東西世界に広がったという。

日本に痘瘡の記録が出現したのは、仏教伝来のころであった。ついで天平《てんぴょう》七年（七三五）、九年には大流行している。このときの流行では、貴賤《きせん》を問わず、多くの人が痘瘡になり、たくさんの人が亡くなった。

そのあと、しばらく、数十年の間隔で大流行がおこったが、しだいにその間隔が短くなり、江戸時代になると、毎年のように流行する常在伝染病になっていた。

痘瘡の症状は高熱で始まる。高熱が三日ほど続いた後、水疱《すいほう》が顔から始まって全身に広がる。発疹は、水疱から血疱に変わり、それが化膿《かのう》して、青色を帯び、最後に瘡《かさ》蓋《ぶた》になって終わる。その間、七日ほどであるが、発疹は一斉に出るのではなく、次から次へと出るために、水疱もあれば、瘡蓋もあるといったように、いろいろな段階の発疹が混じって現れるのが痘瘡の特徴である。

発病してから十四日から十五日の経過を経て全快するが、その間に死亡することが多い、怖い病気であった。

幸いに治ったとしても、顔には痘痕《あばた》が残り、生まれもつかぬ、ひどい痘痕面になることもあった。

それで、江戸時代、痘瘡をまぬがれる術《すべ》のなかった時代、痘瘡を乗り切った赤子を喜び合い、酒湯など、特別の行事をして祝ったのである。また、痘瘡を乗り切ったときに、はじめて名前をつける地方もあった。

1　さまざまな痘瘡対策

奈良、平安時代には疫病、飢饉《ききん》が発生すると、それは、天皇が政治を怠り、国神《くにつかみ》を敬わない咎《とが》であると信じ、天皇は使者を神社へ遣わし、奉幣や祈禱《きとう》をさせた。天平時代の痘瘡大流行については、聖武《しょうむ》天皇の章ですでに詳述した。

また、天災のとき朝廷の門の大祓《おおはらえ》をさせ、大勢の僧を集めて読経をさせたが、痘瘡流行のときも同じであった。

たとえば、延長《えんちょう》六年（九二八）の痘瘡流行では、紫宸殿《ししんでん》に百僧を集めて、臨時大読経を行っている。

このとき大般若経《だいはんにゃきょう》を転読しているが、痘瘡のときは、大般若経の読経をするのが大方のやり方であった。しかし、こうした大規模な祈禱は、貴族社会の平安時代までであった。武家社会になった鎌倉時代に入ってからは行われていない。

ところで、改元は吉祥や大災害のときに行われたが、平安時代末期から室町時代にかけて、痘瘡大流行で改元が行われた。

天暦《てんりゃく》（九四七）、永久《えいきゅう》（一一一三）、大治《だいじ》（一一二六）、応保《おうほう》（一一六一）、長寛《ちょうかん》（一一六三）、安元《あんげん》（一一七五）、治承《じしょう》（一一七七）、建永《けんえい》（一二〇六）、承元《じょうげん》（一二〇七）、嘉禄《かろく》（一二二五）、嘉禎《かてい》（一二三五）、乾元《けんげん》（一三〇二）、弘和《こうわ》（一三八一）、享徳《きょうとく》（一四五二）の改元は痘瘡流行のためであった。

江戸時代に入ると、痘瘡に限らず、疫病の流行を政治の失敗に結びつけなくなっていた。幕府が大規模な祈禱をすることはしなくなった。その代わりに庶民、各人が神仏に祈るようになっていた。

しかし、疫病は個人の不摂生や不行跡が原因でなる病気、たとえば梅毒などとはっきり区別された。疫病が流行すると、疫病神送りや祭りなど、町や部落全体が参加する行事が行われた。

痘瘡神という痘瘡だけの疫病神をまつるようになった。元禄《げんろく》時代の医書『小児養育草』には「住吉大明神を痘瘡神としてまつるべしという」とある。痘瘡は新羅《しらぎ》からくる病であるから、三韓降伏の守り神、住吉大明神をまつれば病魔に勝つと信じたのである。

江戸では出雲大社の末社鷺明神《さぎみようじん》を痘瘡神としてまつった。鷺明神は、いま、雑司《ぞうし》が谷《や》の大鳥《おおとり》神社の境内にまつられている。

また、痘瘡がはやり出すと、各人の家の入り口に痘瘡神が入らぬように、まじない札を貼《は》ったのである。

江戸後期になると、広く情報が行き交うようになるが、そうするうちに、交通が不便な地域では、痘瘡が発生していないことがわかってきた。

幕末の文化《ぶんか》七年（一八一〇）に、流行病について『翻訳断毒論』を著した橋本伯寿《はしもとはくじゆ》はその中で次のように述べている。

「信州の国、木曾《きそ》の御嶽《おんたけ》、秋山郷、飛驒《ひだ》の白川郷、美濃《みの》の岩村領、伊豆《いず》の八丈島、越《えち》後《ご》の妻有荘、紀伊《きい》の熊野、周防《すおう》の岩国、伊予《いよ》の露の峰、土佐《とさ》の別枝、肥前《ひぜん》の大村、五島、肥後《ひご》の天草島では、いにしへより、今に至るまで、痘瘡を病むことなし。これ全く神仏の加護にもあらず、薬を用ふるにもあらず、只痘瘡を病むものを、その土地へ入れず、痘瘡の有る所へは、通行せざる故なり。まれにその毒にかぶれて病むものは、飛疱瘡と名づけて、村里離れし処に小屋を作り、痘瘡を病みたる人に介抱を頼み、痂《かさぶた》おちた後、家にかへる。また他国に在るとき、流行すれば、急にその所を逃げ去るなり。右の如く、避け嫌ひさへすれば、生涯のがるる病なれば、気運時候にてはやる時疫にあらず、土地の気にて起こる病にあらず、黴瘡疥瘡《ばいそうかいそう》とおなじ伝染病なるは疑いなきことなり」

と、痘瘡が、神仏によるものでもない、接触伝染病であると明言している。

伯寿はまた、疱瘡がなかった地方では、徹底した痘瘡を避ける手段を講じていること、しかし、ひとたび痘瘡が入ると、たちまち痘瘡が大流行するともいっている。

いま、長崎空港がある大村藩では、江戸時代に、痘瘡にかかった者を、人家離れた山中に小屋を建てて、送り込み、定めた看病人の外の交通をいっさい断ち、親子夫婦たりとも患者を訪ねることを禁じ、飲食日用品など必要品は、山師に頼んで運んでもらうという徹底した隔離を行った。

そのために一人患者が出ると、費用が百貫かかった。それで痘瘡百貫といわれ、中流以下の家では、痘瘡患者が出ると、身代をつぶして離散してしまったのである。それだけに痘瘡が大村藩に広がることはなかった。また、寛政年間に九州の秋月で始まった人痘接種を取り入れたのであった。

ところで、八丈島には痘瘡がないという伝説があった。それは、痘瘡神が八丈島に流刑になった鎮西八郎為朝《ちんぜいはちろうためとも》を怖れて近づかないからだという流説があり、痘瘡のまじない札に鎮西八郎為朝の勇姿が描かれたのである。

しかし、八丈島に痘瘡がはやるようになった。それについて山川揚庵《やまかわようあん》という医師が安政《あんせい》四年（一八五七）に書いた著書の中で、「八丈島はいにしえは痘瘡がなかったが、文化六年（一八〇九）に、古着を積んで仙台の商船が八丈島に来て、市をたてたところ、古着から痘瘡に感染して、ついに全島に痘瘡が広がって老人子供がことごとく痘瘡にかかり、多くの者が犠牲になった」と述べている。

また、鈴木素行は著書『医海蠡測《いかいれいそく》』の中で「寛政三年に八丈島に航海したが、島民は男女とも面皆光滑、麻疹《ましん》の経験者は百人のうち一人か二人であった」と述べて、ついで「八丈島の樫立村では、十年前に疱瘡が大流行したが、その始まりは、海に浮かんでいた樽《たる》を拾ってきたことに始まった。樽の中に紅紙でつくった注連縄《しめなわ》があった。それを見て、疱瘡神をまつったものだと驚いて捨てたが、拾った人は疱瘡にかかり、全村に疱瘡が広がった」と疱瘡の未感染の地、八丈島で急激に疱瘡が広がる様子を述べている。

2 迷信と錦絵

幕末になると、疱瘡除けの錦絵がたくさん売られた。そのなかに鎮西八郎為朝が好んで描かれた。疱瘡神が為朝に怖れをなして八丈島に上がることができなかったのだと説明された。為朝の錦絵はたくさんあるが、傑作なのは為朝の前に疱瘡神とたくさんの玩具《がんぐ》が並んで、服従している様子を描いたものである（次ページの図）。玩具も疱瘡神も疱瘡がはやることを願って、為朝に頼んでいるのだろう。

疱瘡が接触伝染病であることは幕末になってはっきりするが、それまで人々は病気の理由がわからないために、古来のしきたりをひたすら守る以外に方法がなかった。疱瘡の専門書『疱瘡水鏡録』によると、まず東西に面した病室を選び、雨戸、障子、

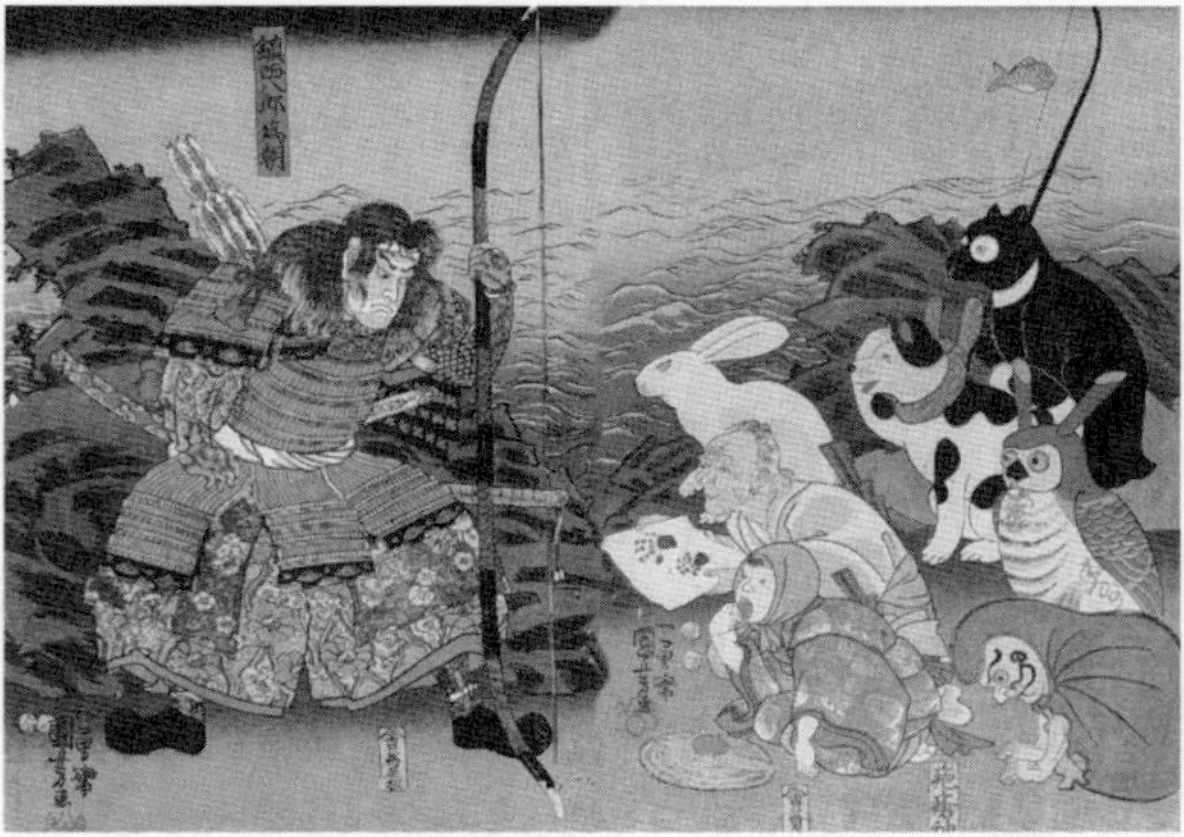

「鎮西八郎為朝」の疱瘡絵　英雄の武威をかりて痘瘡を軽くする（一勇斎国芳画）

襖《ふすま》で閉め切り、香料を炷《た》いて不浄湿気を避け、衣紋《えもん》掛け、屏風《びょうぶ》に紅色の衣服をかけ、入り口に紅染めの暖簾《のれん》をたれて、風を防ぎ、緞帳《どんちょう》、蚊帳《かや》を吊《つ》って、蠅《はえ》、蚊を防ぐ。痘瘡になると、部屋には赤い幔幕《まんまく》をはり、寝具から子供の身の回りのものはいっさい赤いものだけを使った。患児の肌着は紅紬《べにつむぎ》、紅木綿でつくり、十二日間はそれを取り替えない。患者は常に寝床に横になり、安静にしていることがもっとも肝要であるという。

赤を着るのは患者だけでなかった。看病人も赤い衣類を用い、玩具、本にいたるまですべて紅色を用いた。この習慣は江戸中期から始まり、種痘の普及によって痘瘡が下火になるまで続いたのである。

3　種痘の伝来

痘瘡が一度かかれば二度とかからないことを、人々はかなり昔から知っていた。それで、子供に痘瘡を軽くすませて、免疫を得ようとする考えが古くからあった。種痘である。

種痘の淵源《えんげん》は中央アジアであろうといわれる。それが東西の二方向に分かれて、世界に広まっていった。東に向かったものは、中国の宋の時代に人痘接種法として行われ、明《みん》代に入って、大々的に広く行われるようになった。西に向かったものは、トルコで広まり、そこから英国に伝わり、ヨーロッパに広まった。

日本に中国から種痘法が伝わったのは、江戸中期、延享《えんきょう》元年（一七四四）、中国の李仁山《りじんせん》が長崎に来たときであった。

人痘種痘法は痘瘡を病んでいる病人の発疹から漿液《しょうえき》を取り出して、それを未感染の子供に植える方法と、痘瘡の患者が着ていた衣服を着る方法、瘡蓋《かさぶた》を粉にして、それを未感染児の鼻に吹き込む方法であった。この方法は、やがて筑前《ちくぜん》（福岡県）秋月藩の緒方春朔《おがたしゅんさく》によって研究され、寛政《かんせい》年間（一七八九〜一八〇一）に、安全性を高めた人痘接種法として完成した。これは、九州を中心に広まり、かなり良い成績を挙げていたが、ジェンナーの種痘法が日本に入ってきたあと、それに取って代わられたのであった。

緒方春朔が人痘接種法を完成させていたころ、イギリスでジェンナーが牛痘接種法を開発していた。

イギリスではトルコから伝わった人痘接種法が行われていたが、種痘による事故が多く、ジェンナーはそれを憂慮して、人痘を牛痘にかえた安全な種痘法、すなわち、牛痘種痘法を一七九六年に発明したのである。

牛痘種痘法が日本で実施されるようになるのは、嘉永《かえい》二年（一八四九）であったが、それより早く、種痘法の情報が伝わっていた。第一は、享和《きょうわ》年間にオランダ商館長ズーフから西洋の情報として伝えられていた。

第二は、文化《ぶんか》十年（一八一三）に、松前に帰ってきたロシア漂流民中川五郎治が、ロシアからジェンナーの種痘書を持ち帰ったときであった。

第三は、文政《ぶんせい》元年（一八一八）、浦賀に英国軍艦が来たとき、通訳にあたった馬場佐十郎に英国人将校が、ジェンナーの種痘法について語り、痘苗を見せたときであった。

第四は、文政六年（一八二三）にシーボルトが来日したときであった。シーボルトは痘苗をもってきて、種痘を行ったが、長い船旅の間に痘苗が腐敗して、無効になってしまっていた。

かくして、ジェンナー牛痘法はすばらしいという情報が伝わり、人々は、とくに蘭学者は、牛痘の痘苗が無事に日本にもたらされることを切望していた。

しかし、シーボルト事件のあと、一時、オランダ商館はオランダ人医師の来日を見合わせていた。そのために痘苗がくるのが遅れて、嘉永《かえい》二年（一八四九）にはじめて有効な痘苗が到着した。ジェンナーが牛痘接種法を発明してから五十年余がたっていた。

待ちに待った痘苗に、蘭方医や人痘種痘をしていた医師は興奮を隠せなかった。七月に長崎、佐賀で成功した種痘法は、急激に全国に普及し、その年の暮れには各地で実施されるようになった。

八　梅毒の経路は？

島国の日本では、ほとんどの流行病が海外から入っている。しかし、日本に入ってきた時期、病の広がっていった道筋がはっきりしているものはそれほど多くない。そのなかで梅毒はいつごろ日本に現れ、広がったのか、それが比較的わかっている病である。

1　梅毒の症状

梅毒は性病であるから、昔の人も感染の経路をよく知っていた。身に覚えがあって三週間くらいあと、性器に硬結が現れる。さらに三ヵ月後に皮膚に発疹《はっしん》が現れる。その発疹の色、形が楊梅《ようばい》（ヤマモモ）に似ている、あるいは、感染した部分が楊梅に似ているということから、中国では梅毒を「楊梅瘡《ようばいそう》」と呼んだ。

感染から三年経つと、症状は全身のいろいろな場所に現れる。口内にゴム腫《しゅ》と呼ばれる潰瘍《かいよう》ができたり、鼻の軟骨が崩れて、鼻筋がなくなって、ぺちゃんこな鼻になったりする。梅毒で鼻が落ちた状態である。

いまではめったに見ることができない症状であるが、有効な治療法が現れるまでは、至るところで見られた。それで川柳に「親の目を盗んだ息子、鼻が落ち」と詠まれたのである。

梅毒が末期に近づくと、血管が冒されて、大動脈に動脈瘤《りゅう》ができることがある。動脈瘤破裂で命を落としたのである。

また、毒が脊髄《せきずい》や神経にまわると、脊髄癆《ろう》と呼ばれ、激しい痛みを伴う残酷な症状が現れる。さらに生き延びたとしても、最後は毒が脳を冒すようになる。進行性麻痺《まひ》といわれる病で、痴呆《ちほう》になる。いわゆる脳梅毒である。

いずれの経過をたどるにしても、梅毒の根本的な治療法のなかった明治時代までは、その結末は実に惨めなものであった。

このように梅毒は、感染してから発病するまで、また、発病してから進行するにつれて、症状が変わるために、いろいろな呼び方をした。

いちばんよく使われたのが「かさのどく」であるが、そのほか、「そうどく」「まめがさ」「しつ」「ひえ」ともいった。さらに病状が進むと、全身病になるために「結毒」

ともいった。骨まで冒されると「ほねうずき」、睾丸炎《こうがんえん》を起こせば「かさぎんたま」と呼んでいた。

2　梅毒の伝染経路

ところで、梅毒はもともとアメリカ大陸の病気で、一四九二年にコロンブスらが新大陸発見で、アメリカに上陸したときに感染して旧大陸に持ち帰ったというのが通説であるが、反論もある。ヨーロッパにも石器時代からあったという説である。

いずれにしても、一四九〇年以前は、目立った病気でなかった。それが十五世紀の終わりには、ヨーロッパ全土で流行していた。十六世紀に入ると、アジアまで広がっていた。大航海時代の幕明けとともに、梅毒が世界に広がったのである。

梅毒がアジアに入ったルートは、一四九七年七月、バスコ・ダ・ガマの一行が二度目の新航路探検の途中、喜望峰《きぼうほう》を回ってインド洋に入り、インドのマラバール海岸のカリカットに寄港したときであったという。このときをきっかけに、梅毒はインドに広がり、さらにインドネシア、中国に広がり、琉球《りゅうきゅう》を経て、日本本土に伝わったのである。

3　日本での梅毒流行

日本に梅毒が到着したのは一五一〇年代であった。日本にヨーロッパ人がはじめて来て、鉄砲を伝えた天文《てんぶん》十二年（一五四三）より三十年以上前のことであった。西洋文明が日本に到着する前にヨーロッパ発信の梅毒が到着していたのである。

日本で最初の梅毒の記録は、永正《えいしょう》九年（一五一二）の竹田秀慶の書『月海録』に見ることができる。そこには「人民に多く瘡あり、浸淫瘡に似たり、これ膿瘡《のうそう》、翻花瘡の類にして、見るところ稀《まれ》なり。これを治するに浸淫の薬を以てす。……これを唐瘡、琉球瘡という」とある。

これを記した『世界黴毒史《ばいどくし》』の著者で皮膚科学者の土肥慶蔵は、おそらく梅毒に感染した中国人や琉球人が来日して、国内の感染源になったのであろうと推測している。

4　梅毒の病名

ところで、梅毒には唐瘡、琉球瘡という地名のついた呼称があるが、この名称は梅毒に特有な呼び名である。中国では梅毒を、はじめ広東人の間に広がったので「広東瘡」と呼んだ。ヨーロッパでは、十五世紀末から十六世紀初めのイタリア戦争のときに、ナポリに梅毒が流行した。そのときナポリ人は進入してきたフランス兵が梅毒を広げたといって「フランス病」と呼んだ。一方、フランスではナポリ帰りの兵隊が梅毒にかかって、帰還したことから「ナポリ病」と呼んだのである。

インドにはポルトガル人が梅毒をもたらしたが、そのとき「フランス病」と呼んだらしい。インドでは梅毒を長らくフランス病と呼んでいた。

沖縄と九州の一部では「なばんかさ」または「なばる」と呼んだ。南蛮瘡の訛《なま》りである。南蛮人が九州に来てから流行が始まったからである。本州では「ひぜんかさ」（肥前瘡）という呼び名があった。肥前（長崎）に行った人が、梅毒を持ち帰ったからである。

このような名前の変化が梅毒の伝染した経路を示した。つまり、琉球人あるいは唐人、南蛮人から梅毒をもらい、九州から全国各地に伝わったのである。

しかし、その元はヨーロッパであった。それで江戸時代に日本にやって来たオランダ東インド会社の医師ツンベリーは、日本の回想録『日本紀行』の中で、「花柳病《かりゅうびょう》を日本に輸出したものがヨーロッパ人であるということをわたくしは疑わない。他のヨーロッパ人の入った国々でも同じことである」と書いている。

このように流行の初期のころに梅毒についた名前から、感染のルートがある程度まで推測できた。しかし、時代が下がると、感染ルートも曖昧《あいまい》になり、不名誉な土地の名前のついた病名は廃れ、症状や病因からついた病名が使われるようになった。

中国では患部の潰瘍《かいよう》がいつまでも治らないことから、雨期にじとじとするときのカビのような瘡ということで黴瘡《ばいそう》と命名されたが、黴と梅が音が同じということで梅瘡となった。それが日本でも使われるようになったのである。

5　性習俗と検梅制度

梅毒の感染力は処女地できわめて強かった。どの国でも瞬く間に広がっている。こうした流行は性道徳を反映していた。

十六世紀に来日したポルトガルの宣教師フロイスは「われわれの間ではムーラ（横《おう》痃《げん》）にかかったら、それは不潔なこと、破廉恥なことである。日本では、男も女もそれを普通のこととして、少しも恥じない」と驚いている。

江戸時代でも、それは変わらなかった。公娼《こうしょう》が認められ、遊郭《ゆうかく》が梅毒の感染源になっていることを誰もが知っていた。だが、公に梅毒など性病を監視する機関がなかった。

このことを幕末に来日して、医学を教えたオランダ海軍軍医ポンペは、回想録『日本滞在見聞記』の中で、次のように批判している。

「遊女屋に対しては厳重な医学的な監督が必要である。ところがそのような施設は日本にはまったく見られない。わたくしはこのような見地から幕府に対して、幕府の義務として監督の手を休めてはならぬことを納得すべくいろいろ手をつくした。けれどもその返事は、日本ではたいへん難しいことだ。娘たちに衛生も注意して健康に暮らすことを強要することはできない。からだはその人のもので、それに対して誰も何もいうことのできない財産である。当局だって同じことだ、ということであった……その他ではあんな美しい島国であるのに、その国をくわしく調べてみると、日本人全体がすでに著しい頽廃《たいはい》の特徴を示しているのである」

さらに「政府の怠慢のために、このもっとも恐るべき不健康な状態が徐々ながらますます拡大しつつある。しかし、日本民族の身体と精神に部分的に食い込んでいる荒廃を、くい止めるための仕事に手を出さねばならぬということを考えるがよい。なぜかといえば、だれしも〈ただ健康なる身体にのみ健康な精神が宿る〉ということを忘れることができないからである。わたくしもまた早く諸外国がいっしょになってその

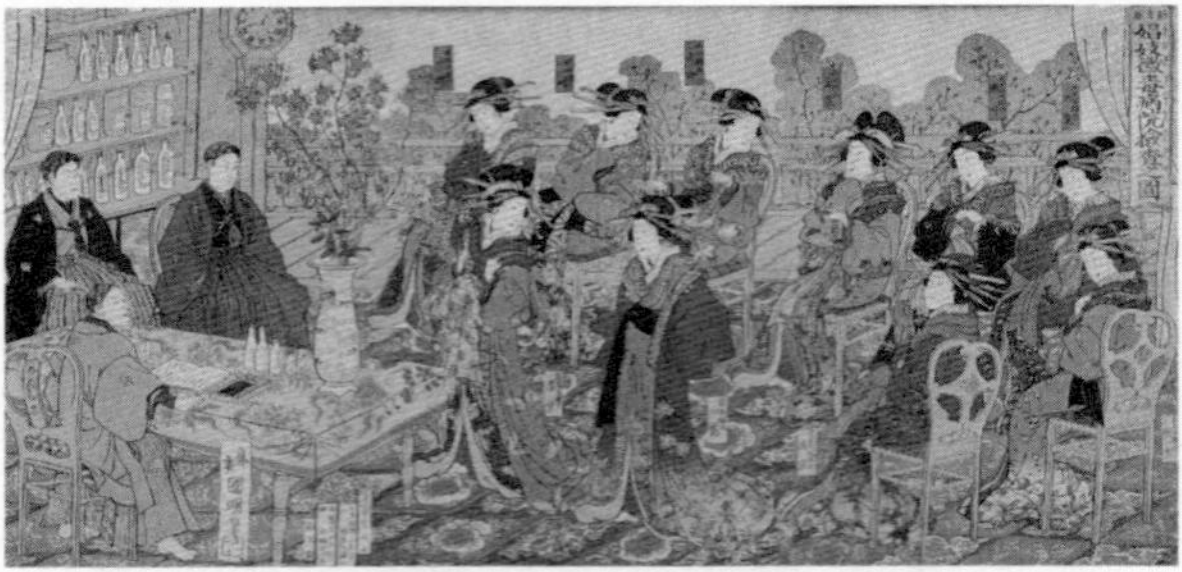

検査を待つ遊女　多数の薬びんが見える（「新吉原娼妓黴毒病院検査之図」　国明画）

影響力を発揮して、日本の現下のこの通弊がなくなるような感化を与えることを一刻も早く希望する次第である」と。

奉行所は、日本人はからだは本人のものであって、すべて自分で責任をもち、それに当局が口を出すことはできないのだという言い訳をして、責任を逃れていた。しかし、それがやがて許されなくなってきた。いわゆる外圧によって変化が始まった。

開国後に日本に駐留したイギリス人が日本人に梅毒検査所を設けることを強く求めたのであった。

大英帝国海軍は世界の海を制覇したあと、英国海軍軍艦が各国の港から性病を母国に持ち帰った。そのために検梅制度の実施を現地に厳しく求めたのである。日本もそれに応じざるを得なく検査したのであった（前ページの図）。

6　梅毒の治療

江戸時代に入ると梅毒患者はますますふえた。『解体新書』の著者杉田《すぎた》玄白《げんぱく》は梅毒の患者の治療がとても難しいことを、七十歳のときの回顧録『形影夜話』の中で次のように書いている。

「殿様にも先祖のためにも役立ちたいと思い、難治の病気で、人が苦しんでいる病気は何かと、世間を見回すと、梅毒ほど世に多く、しかも難治で、人々が苦しんでいる病気はない。これをうまく治す人も少ないことに気づいたので、梅毒を治療することを目的として、せめてこの病一つだけでもうまく治療できるようになりたいと心に念じ、若いときは、梅毒の治療で名を挙げている人がいれば、必ず訪ねて、治療法を学び、教えられた方法で治療したが、効果がなかった。とても人力だけでは駄目だと思い、神明の援助を求めて、朝夕、天神様の百日詣《もう》でをして、一心祈願したが、それも効果がなかった。ただ日夜このことばかり考えていたところ、或る夜の夢に天霊蓋《てんれいがい》、紅花を等分、粉にして与えれば奇効があるというお告げがあった。これも凡心から出た夢想であるから、さっそくためしたが、効果がなかった。

しからば、自分が学ぶことが足りないからだと覚悟して、古今の数百部の書物を読破しようとした。しかし、生来の惰夫で、精力も薄いためにやりとげることもできず、せめて梅毒の治療法だけでも読破しようと、あらゆる本からそこを抜粋して、数百の処方を収録した。それを患者にいろいろ試みたが、さして変わることもなかった。

とかくする内に年々虚名を得て、病客は年々月々に多く、毎年千人余りも治療するようになった。そのうち七、八百は梅毒患者であった。このようにして四、五十年たったので、梅毒の治療をした数は数万になった。今年七十になったが、いまだに百全のものはいない。これは患者が不謹慎なのか、療治がまずいのか、ただ難病というのか、若いころと全然変わっていない」

と、正直に無力であったことを告白している。

それにしても患者千人中七、八百人が梅毒であったことは、難治の病であったとはいえ、悲惨な様子が目に浮かぶ。事実、江戸時代の人骨が各地で発掘されているが、梅毒の跡が残った頭蓋骨《ずがいこつ》などがたくさん出土している。

ところで、杉田玄白が嘆いた梅毒の治療法も、一九一〇年にドイツのエールリッヒと日本人秦佐八郎が砒素《ひそ》剤サルバルサンを発見したことによって、完治するまでになった。

しかし、サルバルサンは副作用が強く、使いにくい薬であった。この問題を解決したのがペニシリンである。戦後、ペニシリンが普及したことで、梅毒の悲惨な症状を見ることはなくなったのである。

九　最初の職業病

1　聖武天皇と奈良の大仏

奈良時代の史跡の中で、誰もが親しみをもつのが大仏である。大仏は天平《てんぴょう》十五年(七四三)に聖武《しょうむ》天皇の発願で造立が始まったが、それより二年前の天平十三年、天皇は、全国各地に国分寺と国分尼寺の創建を命じ、それらの総国分寺として東大寺を建立した。

翌年、天皇は「この数年、凶作が続き、疫病が流行した。わが罪の然らしむところと、恥ずかしさ、恐ろしさにたえず、ひろく国民のために、大きな幸いを求めたいと考えた。故に前年、各地の神社を修造させ、去歳、諸国に丈六の釈迦《しゃか》如来《にょらい》尊像各一体を造らせ、大般若経《だいはんにゃきょう》各一部を写させたのである。験《げん》あって今年は春から秋まで天候が順調であり、五穀は豊作であった。かくも霊験《れいげん》あらたかであるとすれば、ますます神仏をあがめねばならぬ」と喜びの詔《みことのり》を出した。

聖武天皇の仏教への信仰はますます篤くなり、国策として仏教の普及を遂行されたのである。

しかし、在位二十六年間には、天災が繰り返しおこり、疫病が流行し、信頼した近臣を病や謀反で失うなど、不幸が続いた。これをみるかぎり、聖武天皇の内政がうまくいったとはいえないが、いまに残るたくさんの文化遺産が、このときに残された。

そのひとつが、東大寺の大仏であり、聖武天皇が崩御して四十九日目に、光明皇太后が身の回りの品々などを東大寺に寄進し、それを納めるために造られたのが正倉院《しょうそういん》である。

われわれはいま、巨大な大仏に圧倒されるが、当時の民はそれを喜んでばかりいられなかった。労役と重税に苦しまされた。民にとって苦渋に満ちた時代であった。

2　繰り返される遷都

聖武天皇が大仏造立を思い立ったのは、天平十二年（七四〇）、河内国《かわち》の智識寺にはじめて参詣《さんけい》して、盧舎那仏《るしゃなぶつ》を拝顔したときであった。

盧舎那仏は『華厳経《けごんきょう》』の中心仏であり、全宇宙にあまねく満ちる真実の仏身である。聖武天皇はこの仏の全能の力を得たいと願い、造立を思い立ったのであろう。この出会いから三年後の天平十五年、大仏造立の詔が出されたのであった。

すでに述べたように、天平時代は天災や疫病の流行、飢饉《ききん》が再三おこり、不安な世が続いていた。天皇は天災はすべて自分の不徳の致すところと、たびたび悔恨の詔を出していた。

聖武天皇の性格は、活字のような写経の筆跡からみて、繊細で、几帳面であったと察する。それだけに怯《おび》えやすく、讒言《ざんげん》を簡単に信じ、疑心暗鬼になられたのであろう。

天平十二年十月、聖武天皇は突然、行幸された。

それから天平十七年五月に平城京に戻るまでの約五年の間、恭仁宮《くにのみや》、近江国《おうみ》紫香楽宮《しがらきのみや》、難波宮《なにわのみや》と、都を各地に定め、遷都を繰り返したのである。

そのたびに官人も一緒に移動せねばならない。個人的にもたいへんな労力と出費を課せられたが、大した反乱もおきず、遷都が続いた。

平城京は、天平九年に藤原四兄弟が豌豆瘡《わんずがさ》で死んだ忌まわしい都であった。平城京を嫌ったのは、天皇だけではなかった。右大臣に昇進した橘諸兄《たちばなのもろえ》も同じ思いであった。都を、藤原不比等《ふじわらのふひと》のつくった平城京から別の場所に移したいと願っていた。

しかし、行幸の理由として、しばしば挙げられるのは、この年、九州に赴任していた藤原広嗣《ふじわらのひろつぐ》が「今日の天地に頻発する災害は時の政治の失策による」と指摘し、天平七年に唐留学から帰り、天皇の恩寵《おんちょう》を受けていた玄昉《げんぼう》と吉備真備《きびのまきび》を、「君側の奸《かん》である。追放せよ」と求め、反乱をおこしたことがあった。

広嗣は藤原宇合《ふじわらのうまかい》の嫡子で、天平九年に、父が天然痘のために急逝したあと、従五位下を授けられたが、性格に問題があり、その年の暮れ、大宰府《だざいふ》の次官《すけ》に左遷されていた。

広嗣は、自分の進言が受け入れられないとわかると、九州全体の兵士を動員して、天皇に反旗を翻したのであった。

しかし、聖武天皇は広嗣のようにあからさまに失政を非難する人に、それまで出会ったことがなかった。それだけに神経質な天皇をひどく動揺させたのではないだろうか。

また、一説には、天平九年の天然痘大流行で、主要な人物を失った藤原一族の中から広嗣に同調するものが出てくるのではないかと恐れたのだという。

3　盧舎那大仏造営の詔

『続日本紀《しょくにほんぎ》』によると、天平十五年（七四三）十月十五日、天皇は世にいう「盧舎那《るしゃな》大仏《だいぶつ》造営の詔」を出して、大仏の造営計画を発表した。それから聖武天皇の大仏造立の決意を読み取ることができる。天皇の仏教への信仰心や大仏誕生の事情がよくわかるので、長文であるが、あえて引用した。

「朕は、徳の薄い身でありながら、かたじけなくも天皇の位を受けついで、その志は広くもろもろの人を救うことにあり、そのためつとめて人々をいつくしんできた。この国土の果てまで、すでに、思いやりとなさけ深い恩恵を受けているけれど、いまだ天下の果てまで仏の報恩はゆきわたっていない。そこでほんとうに三宝《さんぽう》（仏・法・僧）の威力・霊力に頼って、天と地は安泰になり、万代までのめでたい事業を行って、生きとし生けるもの皆栄えんことを望むものである」

と仏の威力を借りて天下安泰させ、後世まで栄えることを願って、大仏造営を始めた決意を述べている。

ついで「朕は菩薩《ぼさつ》の大願をおこして、盧舎那仏の金銅像一体を、お造りすることとする。そのためには国中の銅をすべて費やして、銅の像を鋳造し、大きな山を削って堂を建設し、広く仏法を全宇宙にひろめて、朕の仏道への貢献としよう。そして、最後には朕も皆と同じように仏の功徳をこうむり、共に仏道の悟りを開く境地に至ろう」と、国中の銅を使って大仏を造り、山を切り開いて安置させるのは、仏道を広め、悟りを開きたいと願うからであるという。そのため「天下の富を所有する者は朕である。天下の権勢を所有する者も朕である。この富と権勢をもってこの尊像を造るのは、ことやすいが、造仏の精神には到達しにくい。だからといって、むやみに人に苦労させては、この仕事の神聖な意義を感じることができなくなることや、あるいは非難する者が出て、かえって罪におちいることを恐れる。したがって、大仏造営の事業に参加し貢献しようとする者は心をこめて、至誠の志をもち、各々が大きな幸福を招くという気持ちで、毎日三たび盧舎那仏を拝し、自らがその思いをもって、それぞれが盧舎那仏を造ることに努めるべきであろう」と、誠心誠意をもって造営に参加することを呼びかけている。

しかし、民に無理強いすることがあってはならないと、「もし、一枝の草や一握りの土のようなわずかなものをもって、この像を造ることを助けようという願いを心に抱いている人がいたならば、自由にそれを許そう。国・郡などの役人はこの造仏の事を理由にして、百姓の仕事を侵し、みだしたり、無理やり物資をとりたてたりしてはいけない。遠近にかかわらず、全国にこの詔を布告して朕の意向を知らしめよ」と自らの意志で大仏造営に参加することを求めている。しかし、現実にはかなり強制的に駆り出されたようである。

4　大仏造営

この詔が出てから四日後、紫香楽宮《しがらきのみや》のあった甲賀《こうが》に寺地を開き、大仏の造営が始まった。それに行基《ぎょうき》(六六八〜七四九)が参加したことで、仏体の骨柱まで出来上がった。

だが、それからわずか二年後、天平十七年に聖武天皇は気持ちが変わり、紫香楽宮を去り、平城宮に還都したことで、紫香楽での大仏造営は中止になった。

平城宮に戻ると、大仏造営は大和国添上郡山金里《やまがねのり》に寺地を定めて、再開された。

大仏造営は天平十七年八月二十三日から現在の東大寺の位置で始まった。大仏の鋳造が終わったのは、それから四年の歳月が経った天平《てんぴょう》勝宝《しょうほう》元年（七四九）であった。同年の十二月から、大仏頭部の螺髪《らほつ》部の鋳造が始まった。ついで天平勝宝四年に入って、鍍金《ときん》が始まったが、鍍金には五年かかっている。鍍金が始まって一ヵ月も経たない天平勝宝四年四月九日に大仏開眼供養が行われた。

この事業には金光明寺《こんこうみょうじ》造物所があたり、所属官人六十一人うち仏師十一人、造仏長官に国公麻呂、次官に大倭少掾佐伯今毛人《さえきのいまえみし》と玄蕃頭市原王《げんばのかみいちはらおう》、一ヵ月に動員された仏師、銅工、金箔《きんぱく》工の人数は延べ五百人に及んだのである。そのとき使われた資材は、銅十三万三千百十貫、錫二千二百七十一貫、練金《ねりきん》百十七貫、水銀六百六十貫、炭一万六千六百五十六石であった。まさに国家的大事業であった。

5　大仏鍍金と水銀中毒

鍍金の工程の記録はないが、職業病の歴史にくわしい三浦豊彦氏は、鋳造した仏像の表面をたがねで鋳《い》ばりを取り去り、ヤスリでならして、砥石《といし》で研いで滑らかにし、そこへ鍍金したのだろうと推測している。

鍍金の方法は鋳物の表面を青梅または石榴《ざくろ》の酸で拭《ふ》いて、きれいにして、そこに硬い布にアマルガムをつけてこすると一面が白色になる。この白色の面を約三百五十度で焼くと、水銀が蒸発して、黄金の面が現れる。これを布で磨くのだが、それを約三回繰り返すと、鍍金が完成するという。

アマルガムは金を水銀で溶かしたものであるが、大仏造営で使われた金と水銀の量から推定して、このときつくられたアマルガムは、金と水銀の割合が一対六くらいであったらしい。現代のものに比べて、金を節約して、水銀の量が非常に多い。それだけにアマルガムを塗布して加熱したときに大量の水銀が発生したはずである。

しかも、鍍金をしたときは仏像を覆う大仏殿が出来上がっていた。室内で大量の水銀が発生したのであるから水銀中毒の危険がきわめて高い。たくさんの死者が出て不思議でないのだが、それについての記録がまったくない。

大仏開眼の宴が行われた天平勝宝四年四月九日には鍍金の工程が始まっていた。この日は、聖武太上天皇、光明《こうみよう》皇太后、孝謙《こうけん》天皇が、文武の官人を引き連れて、東大寺に行幸され、五位以上の官人はすべて礼服を着用し、六位以下の者も自分の最上の衣服を着て参加した。

一万人の僧が招待され、雅楽寮《うたりょう》や諸寺から音楽に携わる者すべてが集められて、東西に分かれて、さまざまな珍しい舞いが競われ、歌われた。

それは元旦に行われる法会《ほうえ》とまったく同じで、その賑《にぎ》わいは、仏教が日本に入ってからいまだかつてないほど盛大な法会であったといわれている。

しかし、大仏の鍍金は工程の最中である。水銀の蒸気が完全に除かれていなかったかもしれない。大仏殿に入った人たちの中には気分が悪くなった人もいたかもしれない。その記録も見当たらない。

6　写経と病気

現代でも写経は盛んに行われているが、古くから行われてきた。いつから始まったかは定かでないほどである。しかし、壬申《じんしん》の乱の後、天武《てんむ》天皇二年（六七三）に天武天皇の即位されたあと、川原寺《かわらでら》で一切経《いっさいきょう》を写経させたというのがいちばん古い記録といわれる。

奈良時代になると、朝廷や寺社に写経堂が設けられ、そこで写経が行われた。とくに聖武天皇は、仏教の篤い信者であったことから、このころから写経がとくに盛んになったのである。

はじめ写経は、任意に、信心深い人が行っていたが、天平年間になると、専任の写経生の制度が置かれ、勤務するようになった。

写経生は長時間、すわったまま、ひたすら写経を続けていた。いろいろからだに不調が出てくる。病気を理由に休暇をとったが、その記録が正倉院文書《しょうそういんもんじょ》に残っている。

新村拓氏がそれを調査した。その報告によると、記録にあるいちばん古い例は、天平三年（七三一）で、二十四歳の写経生であった。眼精溟濛《めいもう》のために休暇を願い出ている。正倉院文書の記録は宝亀《ほうき》三年（七七二）までで終わっている。

このころ、疫病や天災のたびに、大勢の僧侶《そうりよ》による読経が行われ、写経が命じられた。

天平九年（七三七）の豌豆瘡《わんずがさ》の大流行のとき、聖武天皇は、諸国に釈迦《しやか》仏像と挟侍菩薩《きようじぼさつ》の造立を命じ、大般若経を写経させたのである。

さらに天平十二年五月に光明皇后が一切経の写経を命じ、続いて六月、天下諸国に『法華経《ほけきよう》』を十部ずつ写させ、あわせて七重塔を建てるように命じた。それが後に国分寺の建立になるのである。

写経生の病気には足の病が圧倒的に多い。次が赤痢、下痢などの腹の病である。その他、腰痛、頭瘡、股瘡《こそう》、瘡病、胸病、咳病《がいびょう》などがあった。勤務時間は朝から晩までであったが、写経が急がれるときは夜中までの勤めが続いた。ときには泊まり込みもあった。

足の病は長時間にわたってすわる職業で生じたものであるが、粗末な食事のために脚気になっていたのかもしれない。いずれにせよ、写経生の職業病である。

下痢など腹の病も多かった。しかも、宝亀二年（七七一）から翌年にかけて赤痢が多い。しかし、疫病として赤痢が史上で話題になるのは、貞観《じょうがん》三年（八六一）ということで、そのときより早い。

むろん、それ以前でも赤痢があっても不思議でないが、写経生のような集団生活の中に赤痢が発生したら、もっとたくさんの人が赤痢になる可能性がある。それだけに、ここでいう赤痢が本当の赤痢であるかどうかわからない。写経生のようなすわる職業に多い痔《じ》で便に血が混じったのかもしれない。痔を特別な病気と診ていなかったのだろうか。

写経生の病気と、王朝貴族の文学の中で語られている病気を比べてみると、後者に多かった怨霊《おんりょう》などの恨みが原因の病はまったくない。写経生はひたすら貴族のため、国家のために写経をしており、自分の病の治療に、祈禱《きとう》や写経をすることはなかった。

十　長い歴史をもつ赤痢

赤痢は、中国やギリシア、エジプト、インドなど古代社会ですでに頻発していた。この時代に他の下痢症と赤痢を区別できたのは、赤痢は病名のとおり、便に血や膿《うみ》が混じるからである。このほか、赤痢では発熱、排便直後に便意をもよおし、トイレから離れられない「裏急後重《りきゅうこうじゅう》」と呼ぶ症状が特徴である。また、いつまでも下腹が痛むために、江戸時代に赤痢をシブリバラとも呼んでいた。

赤痢は現在も多い。とりわけ飢饉《ききん》や大災害、戦争による避難民の間で爆発的に発生することがある。

しかし、赤痢はコレラやペストのように一気に全国流行することはないが、抗生物質が登場するまで、毎年、流行を繰り返してきた。そのため長い間に膨大な患者が発生した。人類の歴史からみると、被害がもっとも大きな疫病といえる。

1　赤痢菌と志賀潔

赤痢の原因が明らかになったのは赤痢菌が発見された十九世紀末である。それを発見したのは志賀潔《しがきよし》（一八七〇～一九五七）であった。

明治二十八年（一八九五）の日清戦争大勝利に酔っていた陰で、赤痢が爆発的に流行していた。

明治二十六年、戦時中の二十七年に毎年十五、六万人と発生し、明治二十九年から再び増加の兆しが現れて、全国に蔓延《まんえん》し、猖獗《しょうけつ》を極めていたのである。

志賀潔は明治二十九年に東京大学を卒業して、伝染病研究所に入った。そこで北里《きたざと》柴三郎《しばさぶろう》から与えられた研究課題が赤痢菌の研究であった。それから一年足らずの明治三十年赤痢原因菌を発見して、ただちにドイツの雑誌に報告した。

この発見は日本人による世界的業績が極めて稀《まれ》な時代に行われた。そのころ、ナショナリズムが擡頭《たいとう》してきていたから、この偉業は人々の心をとらえ、広く世に喧伝《けんでん》されたのである。

その後、赤痢菌にいろいろな型が発見されたが、学会はそれらをまとめた赤痢菌全体の学名を志賀の名前にちなんで、「Shiga bacillus」と名づけている。

ところで、赤痢には志賀潔が発見した赤痢菌でおこる細菌性赤痢と、赤痢アメーバによるアメーバ赤痢とがある。

明治九年からとり出した伝染病統計によると、細菌性赤痢の患者数は、小児の疫痢を含めていつも上位の座にあった。それで、明治十三年に伝染病予防規則が公布されたとき、六種類の法定伝染病のひとつになったのである。

戦後に入っても、その数は減らず、昭和二十七年、二十八年ですら、患者数は十万人を超えていた。死亡率も、抗生物質が出回っていた昭和二十七年で一七パーセントを超えていた。怖ろしい病気であった。

アメーバ赤痢は熱帯、亜熱帯の広い範囲で発生している。保菌者から出た排泄物《はいせつぶつ》に汚染された飲料水、食品、手指から経口的に感染する病気で、軽症の時は軟便、便通が不規則の程度であるが、アメーバ赤痢の重症者ではいちごゼリー状の血便が出る。感染者のほとんどが保菌者になる。発病しないが、感染源となる。近年、国内の発生は壮年の男性層にふえている。

2　史書に現れる赤痢の流行

赤痢は日本でも中国大陸から早い時代に侵入して流行していたにちがいないが、赤痢流行の記事がはじめて出てくるのは『三代実録《さんだいじつろく》』の貞観《じょうがん》三年（八六一）である。この年の八月、京都では多数の人が赤痢を患ったとある。『三代実録』には、この病に染まり苦しみ、たくさんの者が死んだと続く。

赤痢の記事が次に史書に出てくるのは、延喜《えんぎ》十五年（九一五）であった。『日本紀略《にほんきりやく》』によると、この年の九月、諸人が赤痢で苦しんでいた。そこで天皇は、京ならびに諸国で発生している疱瘡《ほうそう》と赤痢のために、九月二十五日、寺社で、三日間、仁王経《にんのうきょう》の読経を命じたのであった（『扶桑略記《ふそうりゃっき》』）。このように「赤痢」という文字が正規の史書に出てくるのは意外に少ない。それだからといって赤痢流行がなかったといえない。赤痢だけで大流行が単発することは稀であったからである。

たとえば奈良時代、天平《てんぴょう》九年（七三七）、天然痘が大流行した年の六月二十六日に、赤斑瘡《あかもがさ》（麻疹《ましん》）の治療法を記した官符が出された。その中に「熱が出て、下痢が続いたとき、早く治療をしないと血痢になる云々」と、疱瘡《ほうそう》や麻疹のときに併発する赤痢について注意を促している。赤痢は疱瘡流行、大飢饉など、からだが衰弱したときに発生することが多かったのである。

天暦《てんりやく》元年（九四七）八月には、疱瘡と赤痢が流行したことで、奈良と京都の都に白米百斗と塩三十籠が賑給《しんきゅう》された記録があるが、このようなときに、史書に赤痢の名が出てくるのである。

赤痢は大流行することは少なかったが、常時存在した疫病であった。

平安時代の右大臣藤原実資《ふじわらのさねすけ》の日記『小右記《しょうゆうき》』の正暦《しょうりやく》元年（九九〇）の八月十五日の条に、「式部丞伊祐来たりて云ふ。主上（一条天皇《いちじょう》）この両三日、御赤痢病に悩み給ふ。就中《なかんずく》、昨日より重く悩みおはします云々」とある。

一条天皇は胸病も病んでいたために、十六日の日記には、症状がさらに重くなったが、この病状は胸病のせいか、赤痢のせいかと記す。

このように他の病でからだが弱ってきたときに、赤痢が現れた。

冷泉院《れいぜいいん》が崩御されたときもそうであった。藤原道長《ふじわらのみちなが》の日記『御堂関白記《みどうかんぱくき》』によると、寛弘《かんこう》八年（一〇一一）十月十九日に道長が院の病気見舞いに参上したとき、「冷泉院の病は重症である」とある。それから五日後の十月二十四日に冷泉院は崩御された。道長は冷泉院の病が不治であることを十月のはじめから察知していたようである。

藤原行成《ふじわらのゆきなり》の日記『権記《ごんき》』によると、行成が十月九日に道長に面会したとき、道長は冷泉院の病状について、次のように語ったと記している。

「上皇は九月朔日から赤痢を患い、病の床に臥したが、十月に入ると食欲がなくなり、まったく食事が咽《のど》を通らず、はなはだしく憔悴《しょうすい》してきた。九日の一両日前からは手足の浮腫《ふしゅ》がひどくなって、病状が危篤状態にある」

冷泉院の死は赤痢だけが原因であったのか、『栄花物語《えいがものがたり》』の「ひかげのかづら」の巻には、精神の異常があったように書いている。しかし、赤痢が直接の原因となって亡くなったことは確かである。

3 赤痢の治療

いまでこそ赤痢は、抗生物質で治る病になった。そのために感染症法の中で細菌性赤痢はII類感染症に指定されていながら、軽く見られ勝ちである。だが、いまでも抗生物質の使い方を誤ると、耐性菌が出てきて、怖い病気になりうるのだ。

藤原実資の『小右記』は、長く政治の中枢にいた人の五十五年間の日記である。この日記の価値が高いのは、五十五年という長い年月であることのほかに、絶対的な権力者藤原道長を批判的に見ることのできる立場の人の記した日記であるからである。『小右記』の作者実資自身は九十歳近くまで長生きをしていたが、日記にいろいろな人の病気の記事が多いことで、われわれの興味をひく。

しかし、これには実資自身の病の記録は少ない。永延《えいえん》元年（九八七）五月、三十一歳のとき、実資が赤痢を病んだ記事がある。

病は一日十回、あるいは十二回の下痢で始まった。治療に高貴薬訶梨勒丸《かりろくがん》を使っている。だが、治るまでに二ヵ月近くかかり、快癒したのは六月末であった。

訶梨勒はインドやインドシナで産出される樹木であるが、果実が古くから眼病、風病、便通の薬として使われた。ラグビーのボールのような形をした果実は邪気を払うまじないの具としても使われた。果実を紐《ひも》で結んで、柱に下げたのである。

それが室町時代になると、訶梨勒の実物に代わって、象牙《ぞうげ》や銅、石を縦二十センチ、幅八センチの楕円形《だえんけい》に彫刻して、訶梨勒に似せたものを、白緞子《どんす》・白綾《しろあや》の袋に入れて、緋色《ひいろ》の紐で飾り、邪気よけの柱飾りとして使っていた。

『小右記』には、長和《ちょうわ》五年（一〇一六）に右大臣藤原顕光《ふじわらのあきみつ》が赤痢を病んだことを記す。またこのとき大納言藤原道綱《ふじわらのみちつな》も赤痢を病んだ。道綱は一夜に二十回あまり便所に通ったとある。まさに赤痢の裏急後重である。

さて、白河《しらかわ》天皇の時、左・右大臣として仕えた源俊房《みなもとのとしふさ》の日記『水左記《すいさき》』に、俊房が疱瘡と赤痢を合併した記録が残っている。

承保《じょうほう》四年（一〇七七）、俊房は疱瘡にかかり、赤痢を続発した。この年は疱瘡が大流行して、大勢の役人が死んだ年でもあった。七月二十五日、俊房は早朝より気分が悪かったが、これを押して参内、昼過ぎから気分はいっそう悪くなり、翌二十六日は参内をやめて、自宅にいたが、二十七日になると、案じていた疱瘡が現れた。二十八日夜は熱と倦怠感《けんたいかん》にひどく苦しめられた。そこで二十九日、円豪法橋《えんごうほっきょう》に頼んで戒を受け、同日夜、道栄《どうえい》に命じて鬼気招魂祭を行うように頼んでいた。ところが、道栄自身が疱瘡になったため、弟子が代行したのであった。

八月一日は気分がいっそうひどく、疱瘡もたくさん出たが、この日を前後して、疱瘡でたくさんの役人が亡くなっている。

疱瘡がやや下火になった四日には、赤痢にかかった。辛苦極まりない状態である。そのときはじめて医師丹波雅忠《たんばのまさただ》が呼ばれて、診察に訪れている。雅忠は小豆粥《あずきがゆ》と干《ひ》鯛《だい》を食べよと指示した。だが、この夜もひどい下痢に悩まされ、諸処の神社・仏閣に快復を祈らせた。翌朝にやや落ち着きを取り戻したが、相変わらず下痢が続く。円豪法橋から戒を受け、円豪は種々の加持祈禱《かじきとう》を行ったが、効果は簡単に現れなかった。

六日になると、下痢の回数も少なくなり、気分も良くなってきたが、夜分に再び悪化した。

七日早朝、広算僧都《こうさんそうず》の見舞いを受け、午後から典薬頭《てんやくのかみ》丹波雅忠が来診した。熱のあるときは、腹の病気によい「海鼠腸《このわた》」を食べるように勧めている。さっそく海鼠腸を食べたが、夜になって気分がいっそう悪くなる。

八月九日も下痢が続いた。故事に下痢に韮《にら》を食べることを勧めている記事があったことを思い出して、韮を食べた。だが、熱も下がらず、依然として気分も悪い。そこで上賀茂《かみがも》神社の是季《これすえ》に除病延命の祈禱を行わせ、夜になって仏の供養、招魂祭を行わせた。このころから病は快方に向かい、八月十二日にはついに全快したのである。

この平安末期の記録は、この時代、病には医師の治療より祈禱が尊重された様子を語っている（次ページの図）。俊房はその後、健康を保ち、白河《しらかわ》・堀河《ほりかわ》・鳥羽《とば》の三帝に仕えて、保安《ほうあん》二年（一一二一）に八十七歳の長寿を全うした。

鎌倉時代になると、鎌倉幕府の記録『吾妻鏡《あずまかがみ》』に将軍がしばしば赤痢を病んだ記事が出てくる。

仁治《にんじ》元年（一二四〇）六月二十五日、鎌倉幕府四代将軍九条頼経《くじょうよりつね》が痢病を発病、その夜御所で痢病のために「痢病祭」が行われた。

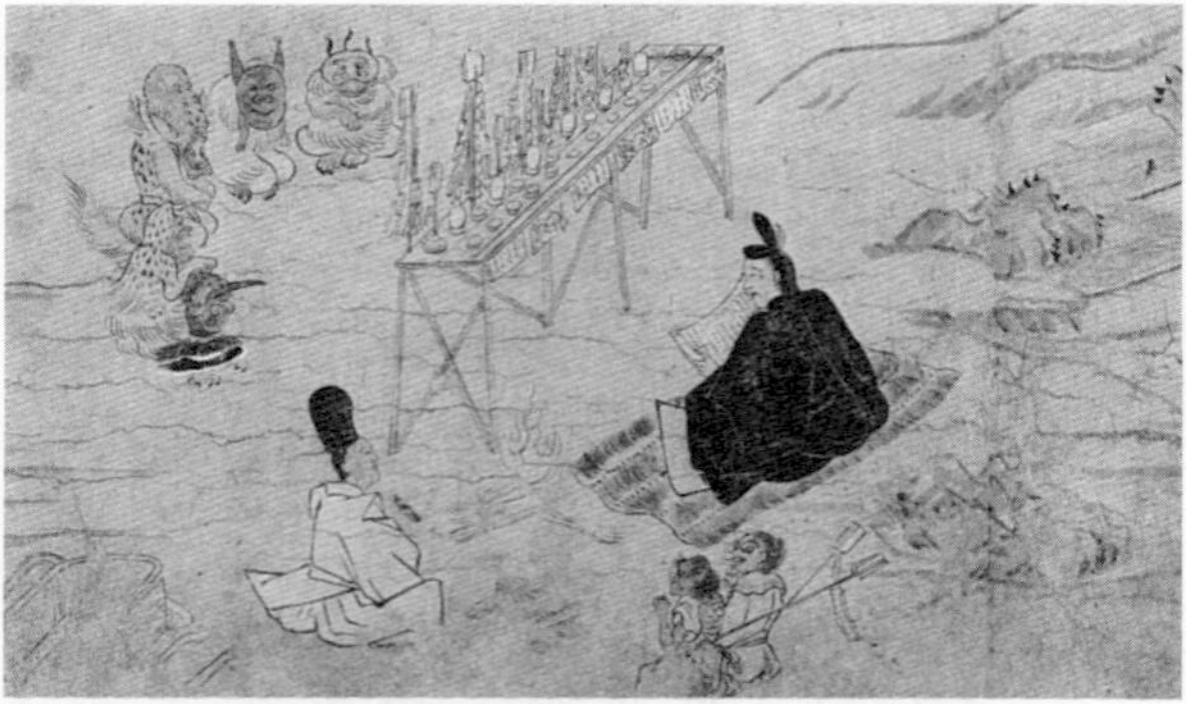

病気を治すための祈禱（「不動利益縁起」，東京国立博物館蔵）

それから十六年後の康元《こうげん》元年（一二五六）に九条頼経は、三十九歳で亡くなるまで二回も痢病を病んでいる。頼経が最後に患い、八月十一日に京都で亡くなったときの病も痢病であった。

その後、江戸時代にいたるまで、史書に赤痢という病名はあまり出てこない。痢病とあるのが赤痢であろう。江戸時代になると、痢病、痢疾、シブリバラ、腹疫病が通称になっていた。

赤痢という呼称が復活したのは西洋医学が入ってからである。この時、痢病には赤痢以外にも単純な下痢症からコレラなど劇症まで含まれ、それらがそれぞれ区別されていることを知ったのである。

十一　かつては「命定め」の麻疹

麻疹《ましん》は俗に「はしか」とも呼ばれる。いま国内で麻疹が大流行することはない。だが、届出《とどけいで》伝染病の中で、結核についで患者の多い伝染病である。

届出伝染病とは、戦後まもない昭和二十二年に定められた「伝染病届出規則」に定められた伝染病である。それは麻疹、百日咳《ぜき》、ポリオ、インフルエンザ、黄熱、破傷風、伝染性下痢症、つつが虫病、狂犬病、炭疽《たんそ》、マラリア、フィラリア、回帰熱の十三種類の伝染病について、この病気を診察した医師は、二十四時間以内に患者所在地の管轄保健所長に届け出なければならないと決めた規則である。

ここに挙げた伝染病のほとんどが、昭和四十年代までに急速に、患者数を減らしているが、結核と麻疹はその数をなかなか減らすことができない病気である。

麻疹は毎年か一年おきかに、冬から春にかけて流行して、ほとんどの子供が逃れることができない病で、中年以上の大部分の人が麻疹にかかった経験がある。

しかし、一九五四年に麻疹のウイルスが発見され、一九六〇年代にハシカ生ワクチンが実用化されてから予防できる病気になった。

わが国でも、さっそくワクチンの定期接種が始まった。それで、患者数は半減したが、麻疹の発生は依然として続く。ごく最近はふえる傾向さえ見られる。しかも、なぜか日本は他の先進諸国に比べて多い病気である。

1 江戸時代の麻疹

麻疹は小児科の病気であるが、江戸時代には大人もかかった。なぜなら、このころの麻疹は、二十年余りの間隔で流行したからである。ひとつの流行が終わって、次の流行が始まるまでの間に生まれた子供は、麻疹にかからないで成人したからである。

それで、江戸川柳に「麻疹で知れる傾城《けいせい》の年」（文化《ぶんか》元年）とか、「かの事がもうよいぞやと小児医者」（安永《あんえい》三年）という句が生まれたのである。

前句は年を誤魔化していた遊女が、麻疹にかからないために、前の流行のときに生まれていたことがばれたのである。次句の「かの事」とは房事である。小児科の医者が麻疹を診ると決まっていたのであろう。房事や風呂は麻疹患者にとって禁忌であった。

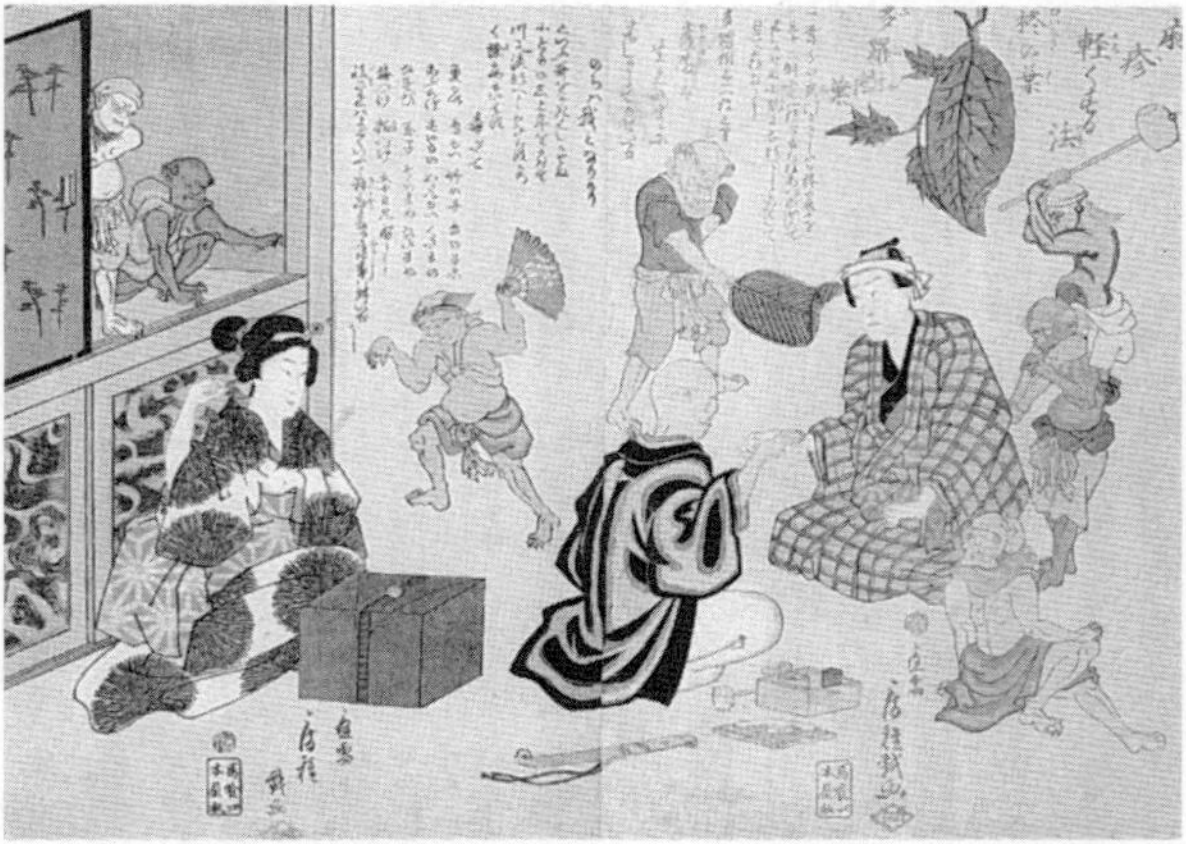

はしか絵のひとつ。多羅葉，それが手に入らぬときは柊《ひいらぎ》の葉で代用したという（「麻疹を軽くする法」　房種戯画）

幕末もぎりぎりになった文久《ぶんきゅう》二年（一八六二）、麻疹が未曾有《みぞう》の大流行をした。そのとき麻疹の予防法や摂生の仕方を描いた錦絵が百種類以上出版された。いわゆる「はしか絵」と呼ばれるものである。

はしか絵には「麦殿は生まれぬ先に麻疹して　かせたる後は我が身なりけり」という文が書かれた多羅葉《たらよう》が描かれている。これを門口に貼《は》ると、麻疹の邪鬼が入ってこないと信じていた。多羅葉とはヤシ科の常緑高木の葉であるが、葉の裏に強く文字を書くと、そこが黒く色を変えて、文字が浮き上がってくる。昔は多羅葉を写経に使ったと伝えられる。はがきの語源でもあると聞いたことがある。

麻疹になると、喉《のど》や肌がチクチク、ヒリヒリした感じになる。麦などの穂先で擦《こす》った感じである。それを関西弁では、「ハシカイ」という。関東では「イナスリ」という。麻疹になると、喉が稲の芒《のぎ》で擦られたような感じがすることを表した言葉である。

多羅葉の呪文《じゅもん》は、邪鬼に向けたもので、麦殿は生まれる前に麻疹になる。自分は発疹がかせた（乾いた）後の身であるから、麻疹にかからないという意味であり、家の中には麻疹になる者がいないと誇示しているのである。文政《ぶんせい》七年（一八二四）の流行の時には、錦絵ではなく、多羅葉そのものにこの呪文と未感染者の年を書いて、川に流したのであった。

江戸時代二百六十年間に、麻疹は十三回大流行した。最初の流行は慶長《けいちょう》十二年（一六〇七）である。その後は約十年後の元和《げんな》二年（一六一六）十月に発生し、次は三十三年後の慶安《けいあん》二年（一六四九）に発生した。そのあとしばらく記録がない。四十一年後に元禄《げんろく》三年（一六九〇）三月から翌年五月にかけて流行した。このときの流行は翌四年春まで続いたが、老若男女を問わず、麻疹にかからなかった者はいなかった。

また、たくさんの人が眼病で失明した。戦後まで麻疹が多くの人の失明の原因になっていたのである。元禄年間の流行のあと、文久《ぶんきゆう》二年まで、十数年から二十数年の間隔で、以下に示した年に流行した。

宝永《ほうえい》五年（一七〇八）冬から翌年春
享保《きようほう》十五年（一七三〇）冬から翌年春
宝暦《ほうれき》三年（一七五三）四月から九月
安永《あんえい》五年（一七七六）三月から秋
天明《てんめい》二年（一七八二）五月
享和《きようわ》三年（一八〇三）四月から六月
文政七年（一八二四）四月から六月
天保《てんぽう》七年（一八三六）夏から秋
文久二年（一八六二）四月から秋

このなかで、享和三年の流行は大流行であった。この年に長崎に入港した唐船が麻疹を伝えたことで始まったといわれた。荻野《おぎの》台州《たいしゆう》は、このときの流行について、朝鮮半島で前年に流行して、朝鮮から対馬《つしま》を経て長門《ながと》にいたり、そこから西に、また東に向かって日本中に広がったと伝えている。

それより前の麻疹流行も同じルートをとったようである。十九年後の文政五年（一八二二）に流行したコレラも朝鮮、対馬、長門のルートで西日本に広がったのであった。

2　文久二年の麻疹流行

たくさんのはしか絵がつくられた文久二年の麻疹は、二十六年ぶりの流行であった。この年の流行はひどいものであった。そのひどさを「江戸洛中麻疹疫病死亡人調書」が伝えている。江戸だけで七万五千九百八十一名が死んだとある。しかし、実際はもっと多かった。江戸の各寺が報告した麻疹で死んだ人の墓の数は二十三万九千八百六十二であった。

『武江《ぶこう》年表』には、麻疹による死者の数は、安政《あんせい》五年（一八五八）のコレラ大流行のときを上回っていたとある。江戸の奉行所は七月二十九日に、麻疹について触れ書きを出している。それによると、麻疹と同時にコレラに似た病気が流行したらしい。

奉行所は、天涯孤独の者が十分な世話も受けずにたくさん死んでいるが、こうしたことがないように家主、五人組の仲間は気をつけ、医者に診せたり、薬や食事の世話をすること、それにかかった費用は一時、町入用で立て替え、後日奉行所から支払うことを触れたのであった。

このとき奉行所の恩恵を受けた者の数は二十六万七千八百四十四人にのぼった。明治以後の衛生統計でも患者数がこの数を超えたことはない。おそらく、開国の年の、悲惨なコレラの大流行からわずか四年後におきた、この流行は、民心に少なからぬ影響を与えて、不安を与えたにちがいない。幕末の動乱が始まる前夜の出来事であった。

3　麻疹の症状と原因

あるはしか絵には、麻疹の症状について「病はじめ三日ばかりの間、胸持あしく、喉かわき、腹くだり、水を好み、喰物食へず、くはざれば元気なんとなくなり、五体しびれるやうになりて実に苦しみ多し、ことに夏気や養生悪しければ熱病にもなるべし、よつて喰物養生第一なり」とある。

通常の麻疹の症状は、三十八度前後の発熱、咳《せき》、鼻汁、くしゃみ、結膜充血、目やになどが二日から四日続いたあと、高熱が出て、麻疹特有の発疹《はっしん》が耳の後ろから始まって全身に広がる。それが三日から四日続くと熱が下がり、発疹の跡がかせてボロボロと落ちて快復に向かう。

ところが、この年の麻疹は、コレラのような下痢が続いたり、麻疹が治ったあと喉に白い膜が残ったという。

名医浅田宗伯《あさだそうはく》は、二、三日続く発疹が一日で消えてしまい、発疹がかせることもなく、剝落《はくらく》することもなかったと記している。

発疹が急に消えたとき、高熱、痙攣《けいれん》、意識障害など重い全身症状が現れて急死したのであった。いまでも自然感染では十万人に一人が重症麻疹になる。この年の麻疹は重い麻疹とコレラが重なったのか、また別の伝染病が同時に発生したためか、死者の数は夥《おびただ》しく多い流行になったのである。

あるはしか絵には、「疱瘡《ほうそう》、麻疹は一世一度病みて再度感ぜず、疱瘡は胎内より上に発す、はしかは胎内の皮肉のあひだへ発するゆへ、三日はただ赤く一面に発するのみぞ」と記す。麻疹も疱瘡も一度かかれば二度とかからないことはよく知られていた。

疱瘡はまず顔に発疹が出て、逐次、全身に広がっていったが、麻疹は全身に一挙に出て、数日でいっせいに消えた。人々はそれは胎内で決まっていると信じていた。また、麻疹や疱瘡のように誰もがまぬがれない病気は胎毒が原因だと考えていた。

発疹が早々に消えることを、麻疹が内攻したのだといった。この場合、高熱などいろいろな全身症状が現れることから、内攻することを怖れた。内攻は外に発現すべき胎毒が内に入ったのだと信じていた。胎毒を解毒するために、発疹をできるだけたくさん外に出すことが第一の治療法と心得ていた。内攻するのは風にあたるためだと信じて、患児は、厚着でくるまれ、風にあてないように、外出することを禁じた。この習慣は戦後までよく見られた。

一方、中国医学では、伝染病は外邪が体内に入ることで、発病すると信じていた。ウイルスが原因であることがわかったのはずっと後になってからである。

あるはしか絵には、麻疹にかかった病人のまわりに邪鬼が描かれている。また、往診した医者の駕籠《かご》に邪鬼がとりついた絵もある。日本では、邪鬼が麻疹の原因であると信じていた。

麻疹が外部にある、特別なものが感染した結果であると、日本で最初に説明したのは、甲斐《かい》（山梨県）市川の医師橋本伯寿《はしもとはくじゅ》であった。

ところで、妊婦が麻疹にかかると必ず流産した。伯寿は、文化七年（一八一〇）に著した『断毒論』の中で、安永《あんえい》五年（一七七六）の麻疹流行のとき、妊娠中であった伊豆《いず》国賀茂郡加納村五右衛門の娘ふさは、麻疹の流行地を転々と避けて、麻疹にかからずにすんだ話を書いて、麻疹は人から人へ伝染する病気であると主張している。伯寿は天疫癘毒《てんえきれいどく》説や胎毒説を否定し、感染説を提唱したのであった。

4 麻疹によいもの、悪いもの

はしか絵には、必ず食べてよいもの、悪いもの、やっていいこと、悪いことを列記している。

食べてよいものとして「かんぴょう、人参、とうり、大根、切り干し、どじょう、さつまいも、こがいも、ゆり、みそづけ、しじみ、干しうどん、麦、小豆、砂糖、かたくり、あわび、びわ、いんげん、やきふ、ゆば、古たくあん、わかめ、こぶ、ひじき」を挙げている。

食べてはいけないものは、「川魚、梅干し、牛蒡《ごぼう》、唐茄子《とうなす》、からすうり、そら豆、里芋《さといも》、糠《ぬか》みそ、辛き物、椎茸《しいたけ》、干し海苔《のり》、ほうれん草、ねぎ、もろこし、油こき物一切、こんにゃく、なし」であった。

やってはいけないことは「房事七十五日、入浴七十五日、灸治《きゆうじ》七十五日、酒七十五日、そば七十五日、月代《さかやき》五十日」とある。このほとんどが大人の病人に向けた禁忌である。それぞれの後に記す日数の間、禁じたのであった。治った後も慎まなければならなかったのである。

　このように、麻疹によいこと、悪いことが教えられると、文久二年のような大流行では、商売があがったりになる職業も少なくなかった。蕎麦屋《そばや》、床屋、湯屋、酒屋、遊郭、相撲取り、役者などである。

　彼らがよってたかって医者、薬屋をたたきのめしている錦絵もある。

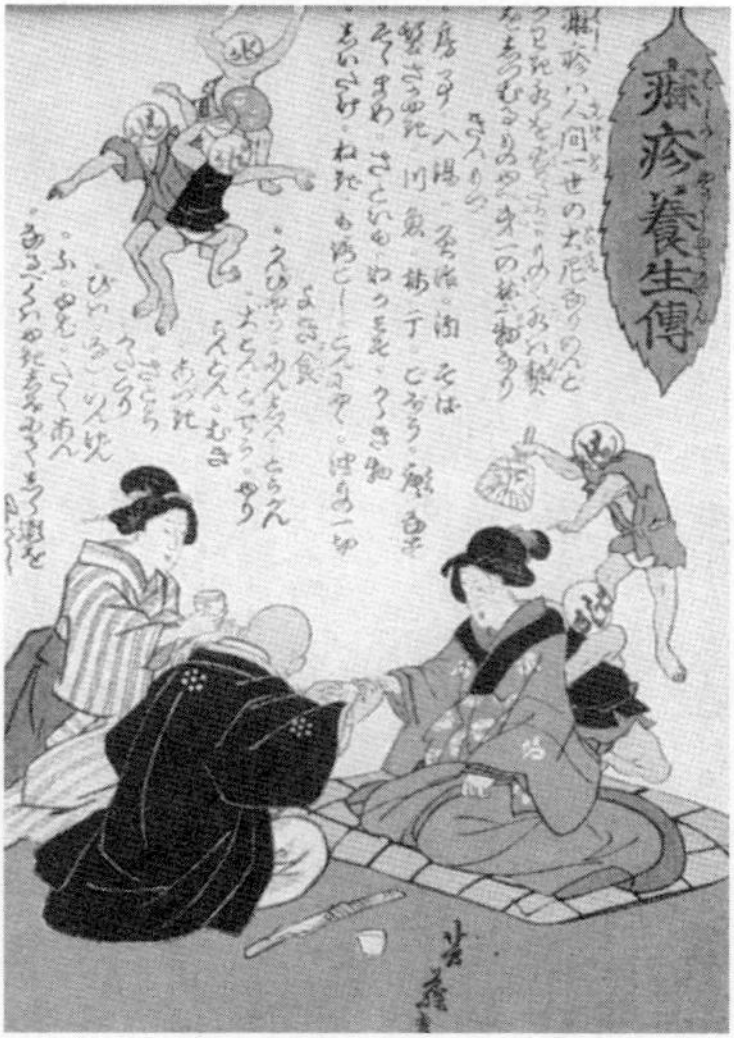

日常生活に要求された節制として，房事，入湯，灸治，酒などが列挙されている
（「麻疹養生伝」　芳藤画）

5　最初の麻疹流行

　中国ではかなり昔から麻疹がはやり、赤斑瘡《あかはんそう》と呼んでいた。日本でも「赤斑瘡」の文字が史書に出てきたのは天平《てんぴょう》九年（七三七）であった。しかし、この年の流行は麻

疹ではなかった。このとき朝廷の役人がたくさん亡くなったが、それは痘瘡《とうそう》の流行であったことが他の資料から確かめられている。

ところで、麻疹とはっきりいえる流行は長徳《ちょうとく》四年（九九八）におこった。『扶桑《ふそう》略記《りゃっき》』によると、この年は「夏より冬にかけて疫瘡が遍発して、六、七月の間に京師の男女がたくさん死んだ。下人は死なず、四位以上の人妻が最も多かった。外国人は死なず、世にこれを赤斑瘡という。天皇より庶人に至るまで、貴賤《きせん》老少、緇素《しそ》男女に関わりなく、この瘡を免れる者は一人もいない」とある。

『栄花《えいが》物語《ものがたり》』（浦々の別の巻）には「今年（長徳四年）は例のモガサにはあらで、いと赤き瘡の細かなる、いできて、老いたる若き、上下わかず、これを病みののしりて、やがて、いたづらになる類もあるべし」とある。この年の疫病は麻疹であった。

史書に出てくる二度目の麻疹流行は、それから二十七年後の万寿《まんじゅ》二年（一〇二五）におこった。

この年の流行はひどく、王朝貴族の間にも麻疹がはやったが、その中に藤原道長《ふじわらのみちなが》の四女で、東宮、敦良《あつなが》親王の尚侍《ないしのかみ》藤原嬉子《きし》がいた。

麻疹がはやりだした七月には、嬉子は臨月の身重であった。七月二十九日に発熱、発疹が現れたために、加持・修法が急いで行われ、一時、症状が快方に向かい、八月二日には、産気を催してきたので、白一色の調度を整えた産室に移ったが、麻疹と物《もの》の怪《け》に苦しめられた。

翌八月三日に難産の末に男児を出産して、盛大な御湯殿の儀が行われたが、八月五日に看病の甲斐《かい》もなく、十九歳の若さで亡くなった。道長のそのときの様子は『栄花物語』の「みねの月」、「楚王のゆめ」にくわしい。嬉子が亡くなったときの道長の嘆きは文字どおり「涕泣《ていきゅう》如レ雨《あめのごとし》」であった。臨終に近づいたとき、道長は嬉子の傍らに添い臥していたが、遺体から離れると、落胆のあまり床についたほどであった。主計《かずえの》助守道《すけもりみち》は、御産所であった上東門院の東対の屋上に登り、嬉子の衣装を振って招魂魄《しょうこんぱく》の呪法《じゅほう》を行ったが、魂は戻ることはなかった。

この年、藤原長家《ふじわらのながいえ》中納言も、その北の方も麻疹にかかったのであった。なお、藤原道長が、かの有名な望月の歌を詠《よ》んだのは寛仁《かんにん》二年（一〇一八）のこと、万寿二年の麻疹流行の七年前のことであった。道長はこの年から急に気弱になり、出家を決意したのであった。

第三部　変わる病気像

一　明治時代のガン患者

明治維新直後、日本はあらゆる面で西洋化が始まったが、なかでも医学の西洋化は早かった。明治元年（一八六八）、それまで西洋医の参入をまったく拒否していた朝廷に、西洋医学が採用され、日本の医学の西洋化が始まったのである。

明治三年には、東京大学の前身、東校《とうこう》に、ドイツから教師を迎えて、本格的な医学教育を始めることが決定された。そこでは教師がすべてドイツ人で、講義はすべてドイツ語で行われた。日本人がかつて経験したことがない西洋医学教育が徹底的に行われたのである。

その結果、明治十年代が終わりに近づいたころには、早くも完璧《かんぺき》な西洋医学の教育を受けた医師が次々と現れていた。

1　岩倉具視と食道ガン

西洋医学の普及とともに、胃ガンなどの診断ができるようになってきた。それ以前は、ガンといえば乳ガンだけであった。漢方では内臓のガンの病名がなかったのである。それで、このころからガンで亡くなる人が出てくるが、その数はそれほど多くなかった。

それだけにガンで亡くなることは目立った。そのひとりが岩倉具視《いわくらともみ》であった。岩倉は食道ガンであった。治療に当たったのがベルツである。ベルツは年輩の人にはベルツ水で馴染《なじ》みがあるだろう。ベルツは御雇い教師として明治九年にドイツから招かれ、東京大学に赴任して、明治三十八年まで二十九年間、内科の教師として日本の医学の近代化を推し進めた人である。ベルツは日記を残しているが、明治十六年のところに岩倉具視がガンが進行して死亡するまでの経過を記している。

明治十六年六月十二日、京都にいた岩倉は突然胸部に痛みを覚え、物が食べられなくなった。ガンのために食道が狭くなり、食べ物が通らなくなっていたのである。ベルツは文部省と宮内省の役人に呼ばれて、岩倉の診察に京都に行くようにという勅命

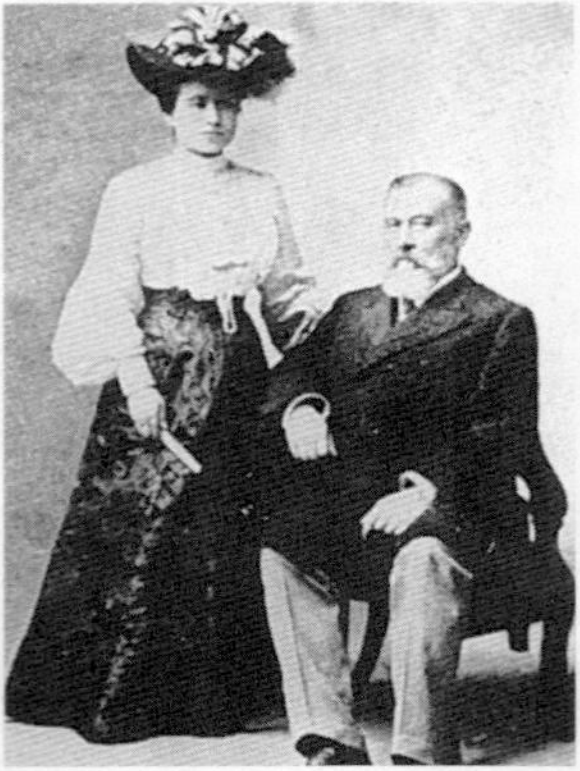

ベルツと妻のハナ　東大の御雇い教師で，つつが虫病などを研究

を受けたのであった。

ベルツは助手一名を連れて船で神戸に向かった。岩倉を診ると、ガンはすでにかなり進行して、食べ物がやっと少しとれる状態であったために、衰弱がひどかった。六月末まで滞在して、治療に当たった。

その甲斐《かい》があって、少し回復したのであろう。岩倉と医師の一行は神戸から東京に海路で戻った。このとき岩倉は、ベルツに包み隠さず話してほしいと事実を明らかにすることを求めた。

それに対して、ベルツは、「お気の毒ですが、御容態はいまのところ絶望です。こう申し上げるのも、実は公爵、あなたがそれをはっきり望んでおられるからであり、また、あなたには正確なことを知りたいわけがおありのことを存じていますし、あなたが死ぬことを気にされるようなお方でないことも承知しているからです」といった。

このとき岩倉は「ありがとう、では、そのつもりで手配しよう」といったあと、「ところで、いまひとつあなたにお願いがある。ご存知のとおり、伊藤《いとう》参議（博文《ひろぶみ》）がベルリンにいます。新憲法をもって帰朝するはずだが、死ぬ前にぜひとも遺言を伊藤に伝えておかねばならない。それで、できれば、すぐさま伊藤を召還し、次の汽船に乗り込むよう指令を出そう。しかし、その帰朝までにはまだ何週間もかかる。それまで、わたしをもたさねばならないのだが、それができるでしょうね？」、そして、さらに低い声で「これは、決して自分一身の事柄ではないのだ」とつけ加えたのであった。

ベルツは「全力をつくしましょう」と約束をした。だが、ベルツにはこれが不可能なことはわかっていた。病勢は急速に悪化して、まもなく食べ物がまったく食道を通らなくなり、ほとんど飢餓の状態になり、からだはやせ衰えるままにおかれていた。この時代はまだ静脈注射などで血管に栄養を入れる手段がなかったのである。

それから数週間後、いよいよ最期の時が近づいてきた。ベルツが岩倉公にそれを告げると、井上参議を呼び寄せるように命じた。岩倉公は参議に、声がかれているから、そば近くにひざまずくように促した。

ベルツは反対側の数歩離れたところにすわり、いつでも注射ができる用意をしていた。終始、寸刻を死と戦いながら、岩倉公は信ずる者の耳に遺言を一言一言、ささやきつつ、あえぎながら伝えて、まもなく息絶えた。明治十六年七月二十日のこと、享年五十九であった。

このころ、胃ガンより食道ガンが多かった。しかもほとんどが手遅れの状態で発見されて、亡くなった。胃ガンが少ないのは、診断が難しかったせいもある。

東大の初代の内科教授青山胤通《あおやまたねみち》も食道ガンであった。また、幕末から明治初年に陸軍関係で活躍した大鳥圭介《おおとりけいすけ》、東大の衛生学の教授緒方正規《おがたまさのり》、実業家浅野総一郎も食道ガンで亡くなった。

2 中江兆民のガン闘病記

自由民権運動の指導者中江兆民《なかえちょうみん》が五十五歳で、ガンで亡くなったのは、明治三十四年十二月十三日であった。

兆民は発病したときは大阪に住んでいた。明治三十四年八月の『万朝報《よろずちょうほう》』に兆民の近況が次のように掲載されている。

「その容貌《ようぼう》は去る三月の末、東京を発たれた時と、左程の変わりは見えないで、元気少しも衰えず、快談平生の如くであるが、頸部《けいぶ》の腫物《はれもの》はすでに気管を圧して居る。呼吸はわずかに喉頭《こうとう》の切り口から成されて居る。そして先生は莞爾《かんじ》として数帖《じょう》の半紙の草稿を取り出し、是《これ》が学者の本分として、社会と友人への告別、または置き土産だ、死んだら公にしろといって示された」

この記事を書いたのは幸徳秋水《こうとくしゅうすい》であり、このとき託された原稿は、のちに『一年有《いちねんゆう》半《はん》』として刊行されて、明治のベストセラーになった。副題に「生前の遺稿」とつく。

『一年有半』の冒頭には、書名の由来について次のように語っている。

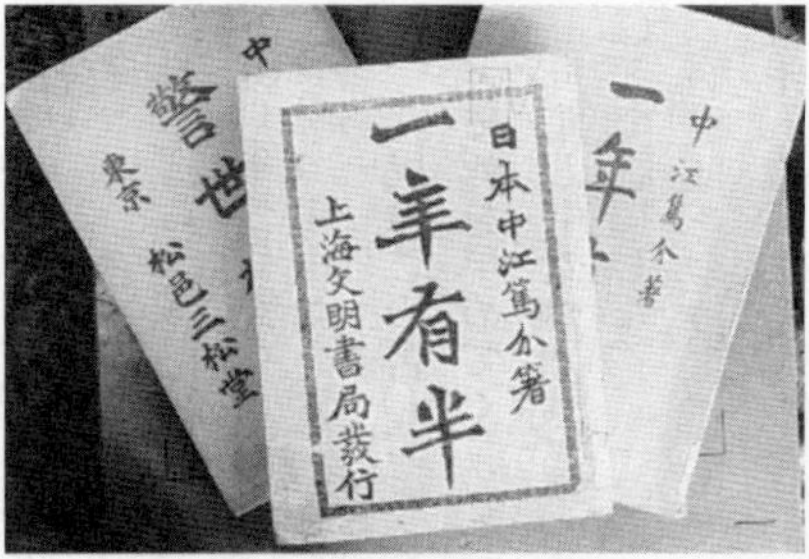

中江兆民の晩年の代表作となった『一年有半』
兆民がガン闘病中に執筆した

「明治三十三年の十一月に喉頭に異常を感じ、年を越えて痛みは激しくなり、ガンではないかと疑い、四月に大阪で専門医の診察をうけたところ、切開手術が必要だと診断された。そのとき医師に、〈臨終に至るまで猶幾日月あるか〉とたずねると、医師は沈思二、三分にして、きわめて言いにくそうに〈一年は、よく養生すれば二年を保するべし〉と答えた。そこでこの書名を、題して『一年有半』とした」

喉頭部の腫れ物はしだいに大きくなった。呼吸が困難となったため、五月二十六日に気管切開の手術を受けた。それから後は、咳《せき》をしても痰《たん》は口から出ないで、首から出る。声もかすれて音とならず、相手を近づかせて、辛うじて談話する状態であった。意思の伝達はもっぱら筆談だけに頼った。そのときから病状は悪化の一途をたどっていた。

九月十日に東京に戻り、ただちに東大の耳鼻咽喉《いんこう》科の初代教授岡田《おかだ》和《わ》一郎《いちろう》の診察を受けた。岡田は、うまくいけば来年の二月か三月ごろまでは命を保つだろうと告げると、兆民はこの苦しみをさらに四、五ヵ月も忍ぶことは望むところではない。一刀のもとに死を早めてくれと訴えた。岡田は苦痛は薬で抑えるからと、予定どおりに『続一年有半』を執筆することを勧めた。兆民はまさに死力を振り絞って、それから十日ほどで脱稿した。

病状はその後、悪化の一途をたどり、明治三十四年（一九〇一）十二月十三日に五十五歳で亡くなった。

遺体を病理解剖してみると、喉頭ガンと思われていたガンが、実はりっぱな食道ガンであることがわかった。そのうえ、両肺にガンが広がっていた。一八九五年にX線は発見されていたが、まだガンをX線検査で診断することはできなかった時代の話である。

二　死病として恐れられた結核

結核は先史時代から人類を苦しめてきた。二十世紀半ばに抗結核剤が発見されるまで、結核は死病として恐れられてきた。それだけに結核が治る病気になったときの喜びは大きかった。

結核の恐ろしさは、いつ感染したのか、すぐわからないことにある。症状が現れるまでに時間がかかり、その間に周囲の人に結核菌をばらまいているからだ。これはいまも昔も変わらない。結核の歴史はこの病気との闘いが一筋縄でいかないことを語っている。

1　「結核」の病名

ところで、結核はれっきとした医学用語である。冒された場所で肺結核、腸結核と名前がつく。つまり、結核という病名は近代医学が登場してから出てきた病名である。

肺結核はそれ以前にはいろいろな呼び方があった。古くは「胸の病」とか、江戸時代には労瘵《ろうさい》、労咳《ろうがい》と呼んでいた。労咳という名称は、疲労によっておこる咳《せき》をともなう衰弱からきている。

清少納言《せいしょうなごん》の『枕草子《まくらのそうし》』に「病は、胸、もののけ、あしのけ、はては、ただそこはかとなくて物食はれぬ心地」と病の代表的なものに胸病を挙げている。むろん、心臓病も含まれていたが、胸病の多くは結核であった。

清少納言は「白き単《ひとえ》なよらかなるに、袴《はかま》よきほどにて、紫苑《しおん》の衣のいとあでやかなるをひきかけて、胸をいみじう病めば、友だちの女房など、数々きつつとぶらひ、外のかたにも、わかやかなる公達《きんだち》あまた来て、〈いといとほしきわざかな、例もかうや悩み給ふ〉など、ことなしびにいふもあり」と、白い衣装の上に紫苑の衣装を肩にかけた若い娘が病む胸の病に人々は深く同情していることを語っている。

『源氏物語《げんじものがたり》』でも、紫の上が胸病を患い、源氏が悲しんでいる様子が美しく語られている。結核がこのように一種独特の甘美なイメージで語られるのは、日本だけではなかった。西洋でも、美人薄命、夭折《ようせつ》する天才は結核に冒されていた話がたくさんある。

ところで、肺結核が若い娘に多かったことは、元禄《げんろく》時代も同じであった。このころに書かれた『女重宝記《おんなちようほうき》』（元禄五年刊）に、若い嫁に労咳が多い理由を次のように挙げている。

「男子より女子は親の寵愛《ちょうあい》が深く、子供の時に自由気ままに育てられるが、嫁入り前に急に習い事などを強いられ、思うことも心にかなわなかったところ、嫁入りしてからは舅《しゅうと》姑《しゅうとめ》の心を計りかね、夫に気を使うために、多くは十六、七歳で労咳の病を患うものである。労咳の症は我も知らず、側よりも見つけず、いつとなく日を重ねて、顔ばせやせ衰えて、憂いの色あり、夕方になると熱が出て、ぞくぞくと寒く、月経不順となり、寝汗をかき、痰《たん》、咳、食欲不振のかたちで顕れるものである」

結核はまた労瘵ともいったが、天保《てんぽう》年間に出た『むかしむかし物語』には、慶長《けいちょう》年間にはやった歌に「ろうさい節」があったとある。瘵とは疲れてすり切れるという意味である。やせ細って陰気な姿になることである。いかにも陰気な雰囲気を節回しに使って歌うので、「ろうさい節」といったのであった。

それが元禄のころになると、井原西鶴《いはらさいかく》の『好色一代女《こうしょくいちだいおんな》』に「この御坊に昼夜脅かされて、ろうさいかたぎになりける」とある。憂鬱《ゆううつ》になることを「ろうさい」といったのであった。

平安時代はもとより、昭和の前半まで、結核は若者の病気であった。しかし、結核の原因はかいもく見当がつかない。それで江戸時代には暴飲暴食のせいで脾臓《ひぞう》と胃が虚となるから労咳になるとか、消化不良の結果であるとか、精神疲労のためだとか、房事過多のせいだと説明したのであった。

結核は感染力の強い病気である。そのために家族内の感染が多かった。家族のひとりが結核になると、親子、兄弟が次々と結核にたおれて、死んでいった。それで結核を伝尸《でんし》（伝屍）と呼んだ。尸とはしかばねのことであり、伝染して死んでいくので、伝尸といったのである。それで結核患者がいる家を労咳の家筋、胸の病の血筋といったのである。

明治になると、労咳、労瘵、胸の病といったそれまでの呼び方に代わって、肺病が使われるようになった。肺病は一種特有の咳と痰、時には喀血《かっけつ》して次第にやせていくことであった。

肺病も怖れられ、嫌われたが、徳冨蘆花《とくとみろか》の新聞小説『不如帰《ほととぎす》』が大評判になったあと、結核をロマンチックな美しい病気とみるようになった。それから長く、「不如帰」が肺病の代名詞になったのであった。

2　留学生と結核

ところで、日本で結核が社会問題になったのは明治以降のことである。明治維新後、すぐれた学生が選ばれて、海外留学したが、海外で結核に冒され、留学を中断して帰国したり、留学中に亡くなった者がたくさんいた。

留学先の欧州では、ちょうど産業革命に続いて、資本主義が展開して、工場がふえていったが、劣悪な衛生環境で暮らしている低所得者や労働者がふえて、彼らの間で結核が蔓延《まんえん》していた。

そこへまったく無防備で留学生が入っていき、刻苦勉励の暮らしをしていたが、食生活を切りつめる生活を余儀なくさせられているうちに、結核になったのである。

東京大学医学部では、初期の卒業生の中から最優秀者三名を選び、将来、東京大学の教授になることを約束して、ドイツに留学させた。第一回卒業生の中から清水郁太郎、梅錦之丞、新藤二郎の三名が選ばれた。清水は産婦人科学、梅は眼科学、新藤は病理学を専攻することになった。

しかし、新藤は留学中に発病して帰国し、梅と清水は帰国して教授になったあと数年にして、いずれも結核でたおれたのであった。

このほかに各界で活躍が約束されて留学したが、結核になって前途を断念した者が何人もいた。

国内でも地方から東京など大都会に出て、勉学中に結核に感染して、学業を半ばで断念して、帰郷した若者も少なくなかった。

この状況について、いまから百年前に伝染病研究所の伝染部長柴山五郎作は、私立衛生会の機関誌（明治三十四年）に、「結核がいかにわれわれ人生に害毒をながしているか、いかに莫大な損害をあたえているか、試みに、君らの知人、ことに教育ある才能ある有為の人物、もしくは将来有為の人物になると嘱望されている青年がいかなる病気のためにたおれたか回想せよ。また君らは、病院、温泉場、その他の療養所に行き、いかなる種類の患者が最も多く入院しているかを聞け。また君らはかの可憐《かれん》なる孤児に、その両親はいかなる病のために世を去ったかを問え」と書いて、嘆いたのであった。

3　社会と結核

　このようにして、結核は先進国から発展途上国へ、国内では都会から地方に広がっていったが、結核の重要な伝搬者になったのが工場労働者であった。明治維新後、農業国から工業社会に変わったとき、多くの労働者が農村から集められた。過酷な労働環境のもとで働く労働者の中から、結核に感染する者が続出した。十八世紀に産業革命を成し遂げた英国では、都市化、産業化、結核流行という過程をとったが、それと同じことが百年遅れで日本に始まったのであった。

　しかし、人々がそれに気づいたのは明治十年代になってからである。内務省の衛生局長長与《ながよ》専斎《せんさい》は、明治十七年（一八八四）に私立衛生会の会合で、近年、肺病が急に増加していることについて述べているが、それによると、東京では明治十五年に肺病で二千三百三十五名が死亡したこと、しかも死亡者の年齢が二十歳から三十歳の青年から壮年に多かったこと、他の伝染病は季節的な流行で終わるが、肺病は年がら年中はびこり、空気の汚染と栄養不良でおこることなどを述べている。長与は肺病がコレラ、チフスなどに劣らない、危険な病気であるとはじめて警告したのであった。

コッホが結核菌を発見したのは一八八二年であり、長与専斎がこの報告をしたときは、すでに結核が結核菌による伝染病であることが明らかになっていたが、長与はまだそれを知らなかった。それから六年後の明治二十三年に、長与が結核について講演したとき、肺病といわず、肺結核とよび、結核菌が発見されたことにより、結核が伝染病であることが明らかになったと講演している。

このときまた、肺結核はいまや国家の盛衰にもかかわる国家的な問題であるが、肺結核では、従来のコレラに対するように、急性伝染病対策をとるわけにもいかないと戸惑いをみせている。

肺結核には、いつのまにか感染しているために、コレラの時のように委員が巡視して感染源を探し出し、断つわけにもいかないから難しいといい、医師によって肺結核の恐ろしさを皆に知らせることが最重要であると述べている。

しかし、それにも問題があった。それまで肺労を病む患者に肺労であることを告げることが、現代のガンの告知のように難しかった。労咳が不治の病であることを誰もが知っていたからである。それに加えて、肺を病む者は、精神が鋭敏であるから、肺労と知っただけで、必ず死ぬと知って、それだけで命を縮めることにもなりかねないといって告知を不用意に行うことを戒めている。

また、結核の感染源が痰にあると信じて、痰の扱いに注意しているが、まだ、空気感染など、結核の感染路について十分な知識がなかった。明治三十年代になって予防法の検討が緊急の課題であるというようになったのである。

4　『女工哀史』と結核

明治五年に設置された官営の富岡製糸場に始まる紡績産業が日本の産業革命の中核になったが、山本茂実の小説『あゝ野麦峠――ある製糸工女哀史』で知られるように、結核が紡績工場の悲劇を生み出していた。

農村から集まった女子工員が結核に感染して、彼女らが郷里に結核を持ち帰り、農村地帯に結核を広げ、悲惨な結果をひきおこしていたのである。

しかし、工業国の立国を急いでいた政府は、女子工員の結核を問題にする余裕がなかった。工場労働者の結核がはじめて記録に出てくるのは、明治三十六年（一九〇三）に出た農商務省編の「職工事情」の中であった。だが、その報告が出て、結核対策がただちにとられたのではない。政府が本腰を入れて対策に乗り出したかに見えたのが、明治四十四年に工場法を制定したときであった。

しかし、この法律も実施されたのは、大正五年（一九一六）になってからであり、そのときまで、女子工員はひどい労働条件のもとで働いていた。

先述の農商務省の報告が出たのと同じ年に、香川県の技師高畑運太が「香川県における女工の肺結核患者について」という報告書を出している。そこには香川県から他県に出稼ぎに出た紡績女子工員の記録が載るが、高畑がこの報告書をつくった動機は、疾病のために帰郷療養をする者がふえてきたことにあった。

この当時の女子工員の労働時間は長く、深夜労働は当たり前であった。彼女たちは就職すると、まもなく月経が閉止し、次第に虚弱になっていった。胃病、子宮病の名でしばらく治療を受けるが、三ヵ月以上加療しても治らないと、会社がその女子工員を自動的に解雇して、帰郷させたのである。そのとき肺病にかかっていた者はほとんど亡くなったのであった。

ちなみに『女工哀史』は大正十四年（一九二五）に細井和喜蔵が紡績工場に勤務する妻と自身の体験に基づいた記録文学である。

5　小説『不如帰』と結核

結核が若い俊才や美女をむしばむ、ロマンチックな病といわれたのには、文学が果たした役割が大きかった。それは明治三十一年十一月から「国民新聞」で始まった、徳冨蘆花の小説『不如帰』を抜きに語れない。

『不如帰』のヒロイン浪子は、幸福な結婚生活を送っていたが、姑《しゅうとめ》らによって肺結核のために愛する夫との間を裂かれ、寂しく死んでいく。主人公片岡浪子の父親は陸軍中将で子爵、夫は海軍少尉川島武男であるが、これにはれっきとしたモデルがあった。陸軍大将大山巖《おおやまいわお》の長女信子である。夫は三島通庸《みしまみちつね》（警視総監）の長男弥太郎《やたろう》、のちに日銀総裁になった人である。これではいやが上にも読者の興味を惹《ひ》きつける。しかも、実話での信子は、結婚後数日で病に臥し、実家に戻り、離婚され、自邸の庭に建てられた静養室で静かに療養生活を送った後で亡くなった。

小説でも美しい、高貴な女性の薄命に、人々は上流社会を垣間見《かいまみ》ながら紅涙《こうるい》を絞ったのだった。

ところで、この時代の結核になった文学者はたくさんいた。樋口一葉《ひぐちいちよう》、正岡子規《まさおかしき》など枚挙にいとまがない。そのことも結核を美しい病気に仕立て上げ、農村で納屋の片隅で人目を避けて呻吟《しんぎん》している患者を忘れさせたのである。

三　ネズミ買い上げ――ペスト流行

現代社会に生きる、多くの人がいちばん嫌う病気はガンであろう。だが、百余年前、二十世紀を目前にした明治三十二年(一八九九)に、日本中はペスト流行に震え上がっていた。この年、ペストがはじめて日本に上陸したのであった。

実は、このときペストの本当の恐ろしさを知る者はごく一部であった。多くの人は中世ヨーロッパでは黒死病と呼ばれた病気で、ヨーロッパの人口が四分の三に減ったことを知って震え上がったのである。

ペストは感染経路と病状で腺《せん》ペストと肺ペストに分かれる。腺ペストはペストに感染したネズミのノミが人を刺して発病する。このとき脇《わき》の下や股《また》の付け根のリンパ腺が腫《は》れるので腺ペストと呼ぶ。腺ペストはネズミがいないところでは発生しない。そのために肺ペストに比べておとなしいペストである。

肺ペストは肺炎をおこすペストである。肺ペストでは咳《せき》や痰《たん》とともに菌が出て、空気伝染する。感染しやすく、広がり方が早い上に死亡率が高い。腺ペストよりはるかに怖い。

1　日本最初のペスト患者

明治二十七年（一八九四）香港在住の中川恒次郎一等書記官から外務省に宛て、広《カン》東《トン》省域で一種の悪疫が流行。この病気は前駆症状なしに高熱を発し、激しい頭痛を訴え、意識混濁となり、二十四時間以内に頸部《けいぶ》、腋窩《えきか》（脇の下）、股間《こかん》（大腿《だいたい》の付け根）のリンパ腺が腫脹《しゅちょう》し、昏睡《こんすい》状態になって四十八時間以内に落命するという電報が入った。この電報を追いかけるように、香港《ホンコン》でペストの流行が始まったから中国からの入国船はすべて検疫する必要があると入電があった。

ところで、十九世紀末に香港で発生したペストは中国雲南省の地方病であったものが、突然人口密度の高い広東省の町で発生し、さらに南部へと広がっていったのである。

香港では超過密状態にあった貧民街太平山から流行が始まって、約三ヵ月に二千六百八十三人の死亡者を出した。英国の直轄植民地であったから軍隊が出動して、ヨーロッパ式の防疫活動を行った。交通を遮断し、各戸の患者調査を実施して、患者を発見すれば隔離し、その後を家財道具一切入ったまま焼却したのである。

このころ、インドでもペストが流行していた。インドでは一八九五年にカルカッタ、一八九六年にボンベイで流行が始まった。中国から入って大流行したといわれるが、インド北部アウマンからの巡礼者がペストをもたらしたという説もある。

政府はただちに各港で検疫を開始し、同時に伝染病研究所長の北里柴三郎《きたざとしばさぶろう》と東京大学の内科学教授青山胤通《あおやまたねみち》を香港に派遣して、流行状況の調査と病原菌の探索、予防法の研究を命じた。ライバル同士の二人は六月六日、随員四人とともに東京駅頭で盛大な見送りを受けて出発した。

六月二十日、北里から「今回黒死病の病原発見せり」と内務大臣に電報が届いた。世界に先んじたペスト菌の発見である。

しかし、この朗報を追うように七月三日、青山胤通と助手石神亨がペストに感染して危篤状態になった報せが入った。幸いにしてすぐ危篤状態から脱したため、北里の一行は七月二十六日に帰国し、二人は快復を待って九月一日に帰国した。なお、このあと北里が発見したのはペスト菌ではないとされた。

同じ時に香港でペスト菌を研究していたスイス人エルザンが発見したのが本物であると、北里は青山らから激しく攻撃を受けた。北里自身も明治三十二年（一八九九）に神戸でペスト菌を検査したとき、原因菌がエルザン菌であると認めたが、実はその後、北里の発見していたものもペスト菌であったことが確認された。いまではペスト菌をエルザン・北里菌と呼んでいる。

2　伝染病予防法

それより先、日本は、明治二十七、二十八年の日清戦争のときに、はじめて海外派兵の帰還兵が国内に伝染病を持ち帰った経験があった。それに加えて、コレラ流行が繰り返し発生していたことから、明治三十年（一八九七）に「伝染病予防法」が制定された。このときからコレラ、赤痢、腸チフス、痘瘡《とうそう》、発疹《はっしん》チフス、猩紅熱《しょうこうねつ》、ジフテリア、ペストの八種類が法定伝染病に指定されたのである。

中川書記官からの電報に対して、内務省はただちに予防法を適用して迅速に行動した。この時、衛生局長長谷川泰は閣議に呼び出され、費用は予備費からいくらでも出すから万全の策をとるように求められたのであった。

その後、ペスト予防に関して予防法の不備がいろいろ見つかり、明治三十八年(一九〇五)に予防法のペストに関する部分が大々的に改正されたのであった。

3　ペストの日本上陸

ペストがはじめて日本に上陸したのは明治二十九年(一八九六)であった。患者は香港から横浜港に入港した米船の中国人船客であった。苦しみのあまり在日中国人宅に転げ込み、横浜の中国人病院で亡くなった。根岸墓地に埋葬されたがペストの疑い有《あ》りということで、真夜中の午前一時、しとしと雨が降る中で墓が掘り返され、検査され、ペストが発見された。

その後も香港から横浜に入港した船でペスト患者が見つかったが、いずれも水際作戦が功を奏して、国内に広がることはなかった。

しかし、明治三十二年(一八九九)十一月、台湾から帰国して門司《もじ》に上陸した横浜の会社員が、陸路横浜に向かう途中、広島で発病して、亡くなった。

続いて十一月八日、神戸市内の米屋の小僧がペストで死亡し、十七日に大阪で十一歳の少女がペストで死んだ。同じころ、岐阜《ぎふ》駅の貨物倉庫でネズミがペストで死んでいるのが見つかった。

また、浜松駅の貨物掛がペストを発病して亡くなった。わずか半月の間に広島、神戸、大阪、岐阜、浜松でペストが発生した。広島以外は海外と縁のない場所である。ペスト発生に新聞は騒ぎ、書き立てたために、大阪株式市場では株価が一円下落したのであった。

この年、年末までのわずか二ヵ月に大阪、神戸などのほかに和歌山、長崎、静岡で四十五名のペスト患者が発生して、四十名の死亡者を出して、明治三十二年の年は暮れたのであった。

4　ネズミ退治

ネズミがペストと関係あることは旧約聖書の時代から知られていた。ペストが流行する前に大量のネズミが死んでいることが目撃されていたのである。

しかし、国内でペストが発生したときは、ネズミから人間にペストがどうしてうつるのかわからなかった。はじめネズミの排泄物《はいせつぶつ》からうつると信じて、東京市は裸足《はだし》で町を歩くことの禁止令を出している。裸足で歩くのが当たり前の人たちがたくさんいたのだ。

ネズミがペスト菌を運ぶことは確かであることから、東京市は明治三十二年（一八九九）十二月、二十万匹ネズミ捕獲作戦を立てて、一匹五銭で買い上げることにした。一年後の捕獲数はなんと三百万匹を超えたのである。

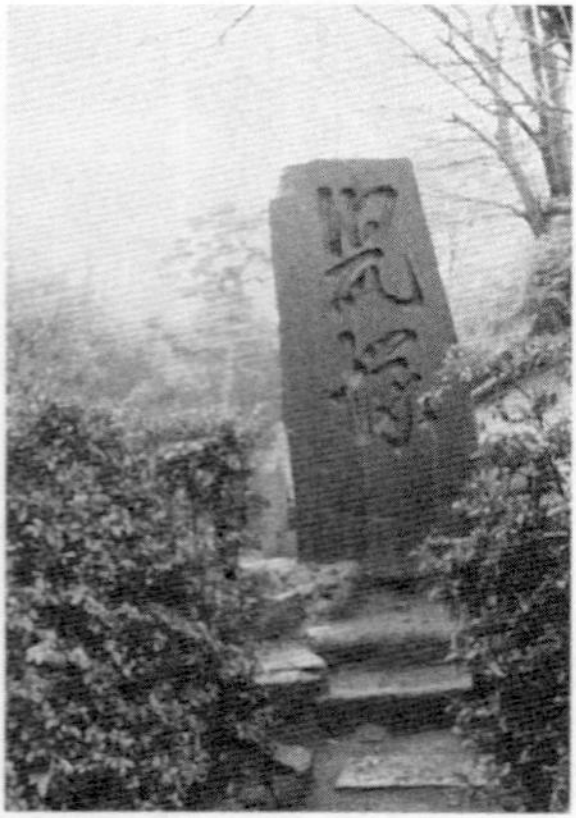

珍しい動物慰霊碑の鼠塚（東京広尾，祥雲寺，安東綾子氏撮影）

それで東京広尾にある祥雲寺（臨済宗）では、明治三十五年に墓地の入口に大きなネズミの供養塔を建てたが、いまそれは東京名所のひとつになっている。

その一方でネズミ退治に猫を飼うことが奨励されていた。ちょうどこのとき来日していた細菌学者コッホは、それを聞いて、自然のものを退治するのに、自然を以てするのが第一だといったという。それで東京の猫が一気にふえたのであった。

なお、ネズミのペストが人間にうつるのにノミが重要な役割をすることがわかったのは、一九一〇年であった。インドのボンベイのペスト研究所での研究成果であった。それまでネズミの好きな古綿、古紙、ゴミ類が感染源になると信じられていたのである。

5　紡績工場とペスト流行

港で厳重な防疫体制を敷いたにもかかわらずペストが発生するので困惑した政府は、インドや香港からの輸入品の中で、襤褸《ぼろ》、古綿、古着、古紙などについて明治三十二年十二月から、当分の間、輸入禁止の措置をとった。このとき紡績の原料であった綿花はその対象ではなかったのである。

しかし、ペスト発生は続いた。明治三十五年（一九〇二）十月、横浜の海岸通り五丁目の棟割長屋からペスト患者が発生したとき、そこが倉庫に囲まれた場所であったことを無視して、患者が住んでいた棟割長屋三十戸を買い上げ、ネズミが逃げ出さないように亜鉛のトタン板で囲んで火をつけた。激しく燃え上がった火の手はすぐ近くのご用邸に飛び火するばかりになった。類焼を防ぐために、海に待機していた軍艦から放水が行われるなど、大騒ぎをしてペスト防疫にあたったのである。

東京市内では本所の瓦斯《ガス》紡績工場で患者第一号が出た。このとき肺ペストであったためにたちまち近隣に広がったが、それだけで収まらなかった。治療にあたった前途有望な本所病院医長や駒込病院医師が殉職したのであった。

関西では明治三十八年、鐘淵《かねがふち》紡績工場の寮と社宅からペストが発生した。瓦斯紡績に続いて紡績工場でのペスト発生である。

人々は綿花に病毒がついていて発生するのだと考えた。しかし、紡績は日本の最重要な産業であった。もし、綿花の輸入を止めることになれば、日本の産業に大きな打撃を与え、日本経済に影響を及ぼすことが目に見えていた。緊急問題としてペスト菌の伝染経路が研究された。綿花が感染源でないことを証明しなければならなかった。

しかし、納得できる結論が出ないまま、鐘紡から始まった大阪のペスト流行は市内に広がり、さらに神戸へと進んだ。そして、明治四十年のピークを過ぎると、次第に散発的になって終焉《しゅうえん》に向かっていった。

なお、このころになると、ペストの淵源《えんげん》がインドから輸入する綿花にまじってきたネズミであることがほぼ通説になっていた。鐘淵紡績ではネズミを駆除することに力をおき、防鼠《ぼうそ》設備のある倉庫を特別に借りてネズミの進入を防いだ。社内には強力な防疫体制を整えて、ペストの再発を防いだのである。

明治三十九年、四十年の二年にわたるペスト流行に大阪府が出した防疫費は百六十万円余に達した。それに加えて府民が受けた被害や商工業者が被った損害がある。それは莫大な額になることを知って、初期防疫の重要性や疫病の怖さを改めて学んだのであった。

そこで、国内では全国的に防疫体制を真剣に取り組んだ結果、明治四十年（一九〇七）に六百四十六人を出したのをピークに患者発生は徐々に減って、昭和五年（一九三〇）に二名の犠牲者が出たのを最後に国内のペスト発生は終わった。

このようにペスト防疫がうまくいったことは、日本がきわめて早く西洋化したことを物語っているが、日本人はペストの恐怖感を十分体験しなかった。

このことが日本人の危機意識を中世に激しいペストの洗礼を受け、いまもヨーロッパ各地に立つ記念塔からペストの恐ろしさを知らず知らず伝えられているヨーロッパ人と違ったものにしたのではないだろうか。

エイズに対する危機感が日本人と欧米人で違うのは、ペストの洗礼を受けなかったという歴史的背景も影響しているにちがいない。

6　ペスト防疫に命をかける

満州（中国東北部）では明治四十三年（一九一〇）から四十四年にかけてペストが大流行したが、それはシベリアの奥地のペストがシベリア鉄道の開通で、ペストの南下の障壁になっていた黒龍江省の山脈を乗り越えてハルピン以南一帯に広がって発生したペストであった。

十月にシベリアからのペストが中国東北部に広がったが、この冬季のペストは肺ペストであったことで被害を大きくした。

日本側は臨時防疫本部を奉天《ほうてん》（現瀋陽《しんよう》）に設けて国内と同じような防疫体制を組んでペストの南下を抑えようとしたが、できなかった。

流行は十月から発生、この時期は山東省から満州の北部に出稼ぎに来ていた労働者が郷里に戻る時期にぶつかった。一方、この時期は大豆の輸出期でもあった。そのために厳重な交通遮断ができなかった。そこでペストは一挙に奉天にまで広がった。

この流行に対して、中国人たちの間では、日本人が国土をとるために疫病をはやらせたと流言蜚語《りゅうげんひご》が飛び交い、激しい反日感情もあって防疫体制を実践できなかった。

このときの流行は奉天だけで約三ヵ月間に約四万四千人がペストで亡くなった。その様子をクリスティーは『奉天三十年』（岩波新書）に詳しく書いている。彼は中世の黒死病を思い起こしていたのであった。

日本政府が満州のペスト流行を恐れたのは国内に飛び火することであった。そのために各地に防疫施設を設け、活動を支援した。だが、その記録がいまとなっては入手しがたい。

ところが、幸いなことに筆者は、ある日、防疫所関係者から連絡をいただき、吉林《きつりん》省防疫所について貴重な文集をいただいた。それには文字どおり命をかけてペスト撲滅につとめ、戦後、報いられないまま帰国したり、現地で亡くなった人々の声が記録されていた。

それによると、明治四十三年、四十四年の流行が治まった後、東北部では大正九、十年、昭和二、三年に大流行があった。いずれも多数の死者を出したが、それぞれ自然に消滅していた。

ところが、昭和七年（一九三二）満州国が樹立された年、腺ペストが発生すると、その翌年から毎年夏になるとペストの流行を繰り返すようになった。吉林省の防疫所では春になるとペスト予防注射を行い、ペスト発生の知らせを受けるとすべてを擲《なげう》って、現場に出ていったが、ペスト感染だけでなく、匪賊《ひぞく》に襲われたりする危険な目にもあっての活動であった。ペストを早く撲滅して満州の楽土造りに尽くしたいという願いからであった。

毎年夏はペストの治療と防疫に明け暮れしていたが、冬になると、吉林省前郭旗防疫所では加藤正司所長以下所員が一丸となって、ペスト菌は冬の間どこに潜んでいるのかを突き止める研究をしていた。

所長はいつのころからかペストの媒体は畑《はた》リスではない、どぶネズミであると確信するようになっていた。厳寒の中冬眠している畑リスを次々と捕まえて、菌の有無を調べ、満州ペストもどぶネズミが媒介することを立証した。

また、この研究からペスト菌は冬季にネズミの胆嚢《たんのう》の中で冬眠して、夏季になると活発になって血中に出てきて、ネズミについたノミに入り、ノミから人間に感染するというサイクルを世界ではじめて明らかにした。

しかし、それらの功績は報われることなく、終戦の日を迎えた。加藤所長らは引き上げる途中、新京の収容所で発疹チフスが発生すると、身の危険も顧みず防疫に当たった。その最中、昭和二十二年一月三日に殉職した。享年四十二歳であった。

四　事件簿とエピソード

テロや襲撃による傷害事件で医者がからんだエピソードをもつ事件がいくつかある。その中から、歴史的に重要な事件を拾ってみた。

1　大村益次郎とボードイン

明治新政府が樹立したあと、攘夷《じょうい》思想が依然と衰えることなく、各地でさまざまな事件をおこしていた。中でも兵部大輔《ひょうぶたいふ》大村益次郎《おおむらますじろう》（一八二五～六九）の受難は衝撃的な事件であった。大村は新政府がもっとも頼りにした兵法家であったからである。

山口県周防《すおう》の医者の家に生まれた益次郎は、若いときは村田《むらた》蔵六《ぞうろく》といい、各地で蘭学、西洋医学を学び、蘭学者として名声を挙げていた。その生涯について司馬《しば》遼太郎《りょうたろう》は小説『花神』で書いている。

西洋兵学を修めた益次郎は、戊辰《ぼしん》戦争で長州藩の藩士として政府軍につき、兵法家として名を挙げ、明治になって新設された兵部省の大輔に任じられた。

新政府になってから、大村は兵制改革の計画の中心になり、各藩の軍制を解き、全国からの徴兵制度を実施して全国統一の軍制を敷くことを提言したり、断髪、廃刀を建白していた。しかし、この建白は益次郎生存中は、時期尚早のために実現しなかった。だが、そのほとんどが実施され、益次郎の先見性を賞賛する声が高く、大村益次郎の銅像が靖国《やすくに》神社に建立されたのであった。

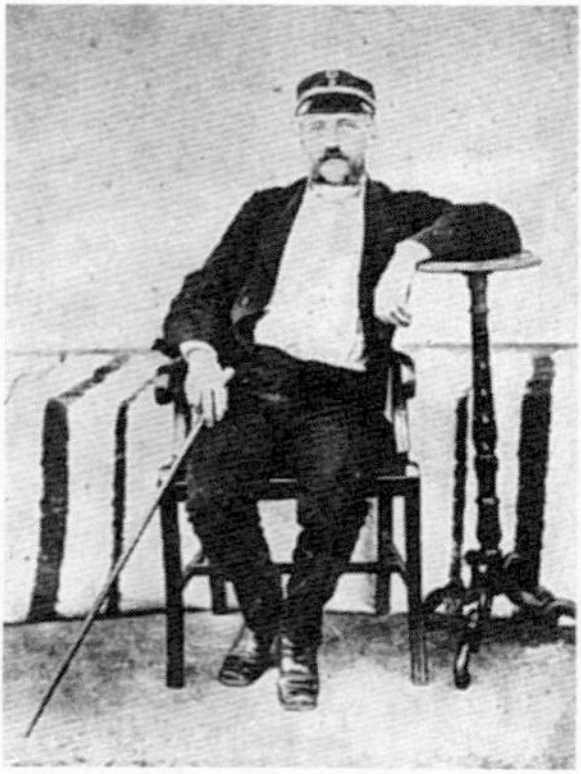

ボードイン　オランダの医師で，ポンペの後任として来日

しかし、維新直後、大村の言動に反発する者が少なくなかった。明治二年（一八六九）、郷里の老父に逢うことの許可を得て、七月二十七日に東京を発ち、郷里に向かったが、途中、京都に立ち寄り、関西各地で社会の近況を視察して報告書を軍務部に出すことを命ぜられていた。東京を発つときから益次郎の身辺を狙《ねら》う者がいることがわかっていた。刺客を避けてわざわざ木曾路《きそじ》をとって京都に向かったのである。八月十三日、無事に京都木屋町《きやまち》の長州藩邸に入った。

京都各地の視察を終えて、軍務部に報告書を出してほっとした九月四日（陽暦十月八日）、夕食中に暴漢に襲われた。同席した長州藩士が益次郎と間違えられて討ち死にしたが、益次郎は額と右の大腿骨《だいたいこつ》に深手を負った。重傷を負った大村は暴漢に襲われたとき、湯殿に逃れ、湯船に浸《つ》かったまま、追撃を逃れたが、傷口から感染したためか、高熱が続いたのであった。

益次郎は木屋町の藩邸から河原町の藩邸に移され、医師の診察や見舞いを受けたが、病状は芳しくない。東京に指示を仰いだところ、大坂府病院御雇蘭医ボードインの治療を受けよといわれた。しかし、ボードインが京都に入ることは、危険であった。そのため益次郎を大坂に運ばせた。十月二日、邸の裏から担架に寝たままの大村を舟に乗せ高瀬川を下り、淀川《よどがわ》に出て、大坂鈴木町の病院に到着したのであった。

このときボードインを助けて治療をつとめたのが緒方惟準《おがたこれよし》と三瀬周三《みせしゅうぞう》であった。緒方惟準は洪庵《こうあん》の次男、オランダから帰国したばかりであった。大洲出身の三瀬周三は、村田蔵六に宇和島で蘭学を学んだ弟子である。当時、大坂でボードインの助手をつとめていた。

当時としては望むべくもない最高の治療陣であったが、敗血症の症状が現れていた益次郎を治す決定的な治療法がなかった。症状はしだいに悪化し、本人の苦痛も大きくなる。右足切断しか方法がなかった。だが、大村ほどの高官の足を切断するとなると、一刻を争うにもかかわらず政府の許諾を得ねばならなかった。

回答を得るまで十数日を要した。十月二十七日に右足が切断されたが、時すでに遅く、切断の甲斐《かい》もなかった。すでに死を覚悟していた益次郎は切断された足を恩師緒方洪庵の墓に埋めることを望み、それが実現されることを見届けて、十一月五日、傷を負ってから二ヵ月後に亡くなった。享年四十六歳であった。

なお、大坂府病院では、益次郎の希望で東京からシーボルトの娘いねが呼び寄せられて、看護に当たった。いねは益次郎が宇和島や長崎で蘭学を学んでいたころから昵《じっ》懇《こん》であった。しかし、子孫は、益次郎といねは、司馬遼太郎が『花神』の中に描いたような恋仲でなかったと断言していた。

2　森有礼文部大臣刺殺事件

森有礼《もりありのり》（一八四七〜八九）は、日本近代の学校制度の基礎を固めた初代文部大臣であるが、明治二十二年（一八八九）二月十一日、大日本帝国憲法発布の当日、永田町の官邸を出る直前に、脇腹《わきばら》を刺客に刺されて、一命を落としたのであった。

しかし、それ以前から、森の説く西洋思想や行動に反感をもつ者の暗殺の噂《うわさ》は絶えなかった。とくに一年余り前、伊勢神宮参詣《さんけい》で森がとった不敬の振る舞いに世論は騒ぎ、それがいつまでも続いていたのであった。

事件当日、午前八時、憲法発布の式典に出席するために、永田町の官邸を出ようとしていた矢先、丈《たけ》低く、眼光鋭く、一癖のある面構《つら》えの男が、いま某学校の生徒が参上の途上、大臣を襲撃する計画のあることを聞き込んだので、至急拝謁したいと面会を求めてきた。実はこの数日前、大学でおきた火災で、大臣が火災の原因を死亡した一学生のせいにしたということから、学生の激しい抗議を受けていた。そのため面会をむげに断ることもできなかった。

すでに宮中に参内する用意がすんでいた大臣に、夫人は今日の参内はやめるように求めたが、予告された暗殺でし遂げたことはないと笑い飛ばし、傍らの秘書官に、謁見を求めた男の話を聞くように促した。

秘書官が応接室に入れた男から詳細をただし、面会を断ったところへ、正装した森が入ってきた。その姿を見るやいなや、男は森に飛びつき、左手で森の腰を押さえ、右手で隠しもっていた出刃包丁で、脇腹を刺した。接遇した秘書官が男に組みつき、三人は巴状《ともえ》になってもみ合いになった。そこへ別の文部官が仕込み杖《づえ》を引き抜き、犯人の頭蓋骨《ずがいこつ》を打ち砕いて、殺害した。そのとき、森は凶人風情の一撃に倒れたことが残念この上ないとだけいって、人事不省となり、翌十二日の早朝、四十三年の短い生涯を閉じたのであった。

男は山口県士族西野文太郎で、熱烈な国粋主義者であった。伊勢神宮事件に憤懣《ふんまん》を抱き、暗殺の機会を狙っていた。そのとき大学での学生の騒動があり、それに乗じて、天皇の憲法発布の日に凶行に及んだのであった。

森は薩摩《さつま》藩の下級武士に生まれ、藩校に学び、十八歳の慶応《けいおう》元年（一八六五）、藩命でロンドンに留学。ついでアメリカに渡ったが、このとき神秘主義宗教家T・L・ハリスの感化を受けていた。明治元年（一八六八）帰国すると、外務領域で官僚としての手腕を発揮し、明治三年、少弁務使として渡米。外債募集や文化交流につとめていたが、この間、アメリカから学問、制度を学び、それらを日本に導入する熱意に燃えていた。

明治六年に帰国すると、ただちに有志と明六社《めいろくしや》を設け、「明六雑誌」を出して、西洋思想の啓蒙につとめたが、とりわけ、信仰の自由、男女同権などを論じて衆目を集めていた。

その後、清《しん》国公使、イギリス特命公使などを歴任。明治十八年第一次伊藤内閣の文部大臣となり、帝国大学令など一連の学校令を相次いで公布して、学校体系を一新させた。しかし、その進歩的思想や果敢な性格は誤解を招くことが少なくなかった。

なかでも明治二十年十二月、伊勢神宮の外宮《げくう》を参拝したとき、参殿に土足のまま、つかつかと進み、御簾《みす》をステッキで持ち上げ、中をのぞいてそのまま帰ったことがあった。その話に尾ひれがついて、内宮の皇族しか入れないところを土足であがり、御簾をステッキで持ち上げてのぞき、参拝することもなく帰ったという噂になって、不敬な森有礼ということで、反感をいっそうかき立てていたのである。噂は一年以上経った明治二十二年になっても消えることなく、むしろ広まり、ついにこの日の暴挙となったのである。

ところで、森の傷は、臍《へそ》から七センチほど右に寄ったところから、下方へ長さ七センチほど下り、さらに一センチほど右にカギ状に曲がっていた。傷口全体から腸が十センチほどはみ出していた。さっそく陸軍から橋本綱常軍医総監、海軍から高木兼寛《たかきかねひろ》、実吉安純軍医総監が駆けつけ、皇室から侍医田澤敬輿が派遣されたが、すでに出血多量で人事不省に陥っていて、まったく手の施しようがなかった。しかし、当日のベルツの日記には、医師が駆けつけるまでに三時間以上かかったと、不可解な行動を嘆いていた。おそらく、欧米であれば、当時でも助けられたかもしれない。

3　通商条約改正と大隈外相襲撃事件

大村と同じように暴徒の襲撃で右足に重傷を負ったのが大隈重信《おおくましげのぶ》（一八三八～一九二二）であった。時は明治二十二年（一八八九）、政府は長年の念願であった安《あん》政《せい》の通商条約改正を実現しようとしていた。安政条約では関税率がきわめて低く定められ、それを自主的に改定することが許されなかった。当然、外国製品が大量に流れ込み、日本の産業が育たなかった。また、日本に住む外国人の犯罪の裁判権が日本側になかった。

鹿鳴館《ろくめいかん》など目立った欧化政策をすすめた井上馨《いのうえかおる》外相は、明治十三年以降、改正に取り組んだが、改正案は外国ばかりでなく、内閣内部からも強い反対にあい、改正に失敗し、井上はその責任をとって明治二十年に退任。そのあとの外相に大隈重信が就任した。

大隈のとった政策は条約改正の代償として、外国人の裁判に外国人裁判官を採用すること、外国人を居留地以外に住むことの自由を認める、内地雑居を許すことであった。それが国粋主義者の反感を買い、爆弾テロとなったのである。

明治二十二年十月十八日午後四時、麴町《こうじまち》区霞《かすみ》町の外務省に入ろうとした大隈に向けて、門前で待っていた福岡玄洋社社員来島恒喜が爆弾を投げつけた。爆風で右下腿《かたい》が複雑骨折して右足を失ったが、この爆弾で大隈の足とともに、苦心を重ね、縦横の策を講じて、各国と交渉して、ようやくまとめた改正案すべてが吹っ飛んでしまったのである。

大隈が負傷したとき、幸運にもその近くを高木兼寛（海軍軍医総監、東京慈恵会医科大学創立者）が通りかかっていた。高木は現場に駆けつけて、ただちに適切な救急処置をした。

さらに急を聞いて池田謙斎（宮内省侍医局長）、橋本綱常（陸軍軍医総監）、佐藤進（陸軍軍医総監、順天堂院長）、東京大学のお雇い教師ベルツなど当代の名医が次々と駆けつけて、治療が始まった。

クロロホルムで麻酔して、傷口を厳重に消毒して、傷口が調べられた。大腿下三分の一の位置で切断することが決まった。傷は大村より重症であったが、受傷直後に適切な救急処置を受け、消毒法と麻酔法の知識が十分に活用された。大村益次郎のときとまったく違ったのである。手術に先立ち、器具の消毒が行われ、五十倍の石炭酸水と千倍の昇汞水《しょうこうすい》の消毒液が用意され、ヨードホルムで消毒したガーゼやサルチル酸綿や包帯が用意された。

主治医は池田謙斎と決まり、執刀者は佐藤進であった。佐藤が選ばれたのは、彼はベルリン大学医学部を卒業し、普仏戦争、西南戦争で戦傷者の治療に経験を積んでいたからである。

手術は外務大臣の官邸で行われた。負傷してから三時間後の午後七時五十分にクロロホルム麻酔がかけられ、手術が始まった。手術は順調に終わり、術後の脈拍八十六、体温三十七度七分であった。

術後の管理は日本赤十字病院が主体になって行われたが、日を追ってよくなり、負傷後七週目で切断の切り口の痕《あと》は一銭銅貨大となっていた。この日に官邸を出て私邸に戻り、十五週で完治した。因《ちな》みにこのとき、池田謙斎に治療の謝礼として五百円が贈られた。

4　日清講和条約と李鴻章狙撃事件

日清戦争は、東洋の正義のための戦争、義戦だという主張のもとに始まった。義戦に駆り出された兵隊は苦戦を重ねて、侵攻して、明治二十八年二月、清国の劣勢が明らかになり、下関で停戦のための講和条約の談判が始まった。

日本側からは全権大使伊藤博文《いとうひろぶみ》と陸奥宗光《むつむねみつ》が、清国側から全権大使李鴻章《りこうしょう》が出席した。李鴻章は清国の革新官僚として勇名を馳《は》せ、したたかな外交官としても世界に広く知られていた。

下関会談では日本側は停戦の条件として天津《てんしん》・大沽《タークー》・山海関《シャンハイコワン》を占領して、その間の鉄道はすべて日本が管理し、休戦中の軍事費はすべて清国が支払うことを提案した。それは清国にとって苛酷《かこく》な条件である。李鴻章は清国の名誉も考慮してほしいと哀願したが、日本側は拒絶した。条約締結まで三日の猶予をもって交渉を再開しようと決めて別れたが、そのあと思いがけない事件がおきた。

明治二十八年三月二十四日四時過ぎ、第三回講和会議を終えて宿舎に向かった李鴻章に、暴漢がピストルで狙撃《そげき》したのである。

暴漢は、李鴻章を東洋に正義を妨げる元凶であると盲信して車の真正面に立ち、李鴻章に向けてピストルを発射した。弾は李鴻章の頰《ほお》にあたり、顔から血が滴《したた》りおちた。李鴻章は血を拭《ぬぐ》い、急いで宿に戻り、日本側に暴漢の襲撃を抗議した。傷は命に別状を与えるものでなかった。しかし、狙撃したこと自体が政府を震撼《しんかん》させた重大事であった。

李鴻章のもとにただちに軍医が送られ、治療が始まった。そのとき広島臨時陸軍病院に駐在していた佐藤進と石黒忠悳《いしぐろただのり》両陸軍軍医総監を下関に派遣し、勅命をもって李鴻章の治療に当たらせたのである。

傷は右眼窩《がんか》の下縁中央から一センチほど下であった。銃弾の射入口は八ミリほどであったが、周辺は皮下出血で腫《は》れ、瞼《まぶた》も腫れていた。銃弾は副鼻腔《ふくびこう》に入り、三センチほど奥で止まっていた。つまり、頬骨《きょうこつ》を貫いて入った銃弾はその奥で止まっている。それで傷口をもう少し開いて弾丸を摘出しようとしたが、李鴻章も付き人もそれ以上傷口を広げることを拒んだ。

そこで、銃弾をそのままにして、表面の治療だけが行われた。その後、傷は化膿《かのう》することもなく、順調に経過して、約十日後の四月六日にはほぼ完治した。

しかし、李鴻章の負傷は日本政府に大きな痛手を負わせた。それまでの講話会談で日本側の出方に必ずしも好意的でなかった欧米列強が、李鴻章負傷で介入してくることを政府は怖れて慌てていた。結局、ピストル一発のために、政府は清国の言い分を無条件に受け入れたのである。このことを李鴻章に伝えたとき、包帯で覆われていなかった左目が喜びに輝いていたという。

5　浜口総理狙撃事件と輸血

昭和五年十一月十五日、浜口雄幸《はまぐちおさち》（一八七〇～一九三一）は折から岡山県下で行われていた陸軍の大演習を観覧するために、東京午前九時発の「つばめ」に乗ろうと東京駅のプラットホームを歩いていた。目指す一等車に近づいた八時五十八分、突然、腹部を押さえて崩れるように倒れた。右翼佐郷屋留雄にピストルで狙撃されたのであった。しかし、ピストルの音はプラットホームに溢《あふ》れていた新聞記者のマグネシウムのフラッシュ音に掻《か》き消されていたために、一瞬何がおこったのかわからなかった。二発目を発射しようとしていた犯人はただちに取り押さえられ、総理は駅長室に運ばれて、近くの川島医院、築地病院などから駆けつけた医師の応急手当を受けた。ついで帝大（東京大学）から駆けつけた塩田広重外科教授と主治医真鍋教授、陸海軍の軍医らの診察を受けて、弾が腹部に残留しているが、大血管からはずれているために急に大事に至らないことが確認され、帝大に移してただちに手術することが決定された。

このとき応急手当をした医師が、記者会見で総理の状況を説明したときに「総理は目下のところ（午前十時）意識は明瞭で、『男子の本懐である。時間は何時だ』といった」と語った。それで「男子の本懐」が一時、流行語になったのである。

総理は応急手当を受けた後、かなり衰弱していることを理由に、浜口総理の次男の血液二百ミリリットルが輸血された。輸血が珍しいときである。この一件で輸血が世間に一気に知れ渡り、普及していったのである。総理は帝大に運ばれて手術が行われた。弾は臍《へそ》の右下から入り、小腸七ヵ所を傷つけて骨盤で止まっていた。術後、順調な快復が期待されたが、はかばかしくなかった。傷口がなかなか治らなかったのである。

ところで、浜口総理が狙撃されたのは、それより先、ロンドンで開かれた軍縮会議で、日本の主張が英米に抑え込まれて条約締結をしたことへの不満を軍部や右翼がもっていたからであった。浜口は軍部の反対を押さえつけ、軍部よりの枢密院《すうみついん》にも強い態度で望み、さまざまな要求をはねつけていた。

総理の手術はうまくいったが、経過は悪かった。政府はとりあえず外相幣原喜重郎《しではらきじゅうろう》を臨時首相代理にして当面を乗り越えようとしたが、浜口のいない与党は内紛して、後継者を選べない状況であった。また、幣原には浜口の強い決断力もなく、議会は日増しに混乱を増すばかりであった。ついに浜口は登院せざるを得なくなり、三月十日に病軀《びょうく》を押して出てきたが、まさに幽鬼のようであった。その衰弱した姿は野党の辞職要求を強めただけであった。議会閉会後の四月十三日に、浜口は辞職して、若槻《わかつき》内閣に後事を託した。その後も、浜口の病状は好転しなかった。実は銃創に放線菌という厄介な微生物が巣くっていたのである。治療薬がなかった。そのために日ごとに衰弱は増して、八月二十六日に亡くなったのである。

浜口狙撃は昭和の右翼襲撃の最初の事件であった。もし浜口が狙撃事件の犠牲にならなかったら、日本の軍国主義はもう少し変わっていたかもしれない。

五　消えた病気

日本の医学は明治維新を境に漢方から西洋医学に大きく入れ替わった。それと同時に昔から馴染《なじ》んできた病名がたくさん消えてしまった。もちろん病気そのものがなくなったのではない。そのほとんどが西洋医学の病名で再登場している。

しかし、病気の分類の仕方や病気の原因のとらえ方が西洋と漢方では違っているために消えた病気がある。そのなかに庶民が長らく親しんできた病気がある。こうした病気には病名だけが、昔と違った姿で現代に生きているものがある。そうした病気をいくつか取り上げてみよう。

1　疝気と癪

江戸時代の文学や錦絵などに、「疝気《せんき》」と「癪《しゃく》」がよく出てくる。ともに急に差し込んでくる激しい腹痛である。疝気は男の病、癪は女の病といわれた。

しかし、『広辞苑』には、疝気を「漢方で、大小腸・生殖器などの下腹部内臓が痛む病気。殊に下腹部に発作的に激痛を来し反復する病気。あたはら」とある。男の病と断っていない。

また、中国の医学書『黄帝内経《こうていないけい》』にも、疝の病は「小腹（下腹部）にあり、大小便がでないためにおこる腹痛」で「寒でおこる」とある。ここでも男女の区別をしていない。

江戸川柳には「雪あたりばったりと寝る疝気持ち」とか「冬を隣に疝気芽を出す」と詠まれており、冬と疝気とに深い繋《つな》がりがあると、人々が信じていたことが浮かんでくる。

また、江戸時代の随筆『耳袋《みみぶくろ》』（巻九）に、疝気をまじないで治す方法が出てくる。細かくした灰を箱の中に入れて、尻《しり》をまくって灰の上にあぐらをかくと、睾丸《こうがん》が当たったところの灰にあとがつく。そこに灸《きゅう》を三つずつすえると、疝気の根を断つことができるという。ここでは、疝気は間違いなく男の病であった。

ところで、江戸時代のはじめ、来日していたイエズス会の宣教師が日本語・ポルトガル語の対訳辞書『日葡辞書《にっぽじしょ》』（一六〇三年刊）を出して、それがいまに伝わるが、それは当時の日本人が使っていた言葉を伝える貴重な資料になっている。

それに「疝気」を「睾丸の病気で丹毒あるいは腫《は》れ物《もの》のようなもの、疝気をふるう（かかる）。しもかぜ」と説明している。また、江戸時代の川柳に「睾丸は疝気の虫の休息所」とあり、日常語の国語辞書『節用集《せつようしゅう》』では、「疝気」に「ふぐりかぜ」とかなを振って、「疝気を下風《しもかぜ》ともいう」と記す。ふぐりは睾丸であり、疝気は男の下腹部の痛む病であったのだ。

それで当時の奉公人は、「疝気、下風は奉公の道具」といわれるように、疝気、下風を仮病の理由に使って休んだのである。

疝気はなぜおこったのだろうか。この時代、病気の原因を虫のせいと考えることが多かった。疝気についても「きんたまは疝気の虫の下屋敷」と川柳にあるように、虫が疝気をおこすと信じていた。

また、「疝気持ち」といういい方があった。つまり、疝気の発作を絶えずおこしている人である。疝気は慢性病であったらしい。

睾丸が腫《は》れてくる慢性病の第一は脱腸である。一昔前まで腸が睾丸に降りて、大きな睾丸になった脱腸が多かった。寒さで睾丸が縮み上がると、痛んだのであろう。股《また》火鉢《ひばち》をして、痛みをしのいだのであった。

ところで、「疝気も釣り方次第」というたとえがある。睾丸の釣りよう、つまり、位置によって疝気の痛みがやわらぐことがあった。それで、持病や悩みも、ありようによってさほど苦しむことはないというたとえに使ったのである。

明治以降、疝気が睾丸の病か、下腹部の病のせいでおこる痛みであることがはっきりしてきたことで、疝気といわなくなった。疝気は消えたのである。しかし、疝気の「疝」だけが、激痛を表す言葉 colic の訳語「疝痛」となって生き残ったのであった。

癪は、現代では「癪に障る」とか、「癪の種」と、日常茶飯事に使われているが、もともと病名であった。疝気と違って上腹部、あるいは鳩尾《みぞおち》に差し込む激痛を癪といった。この痛みならば、男女を問わずにおこるはずであるが、江戸時代、癪は女の病といったのである。

「切れるという字、只見ても癪」と、おそらく男に振られることを怖れて、切れると書いたのを見ただけで癪をおこしてしまうと、遊女の心を詠んでいる。また「傾城の癪、人を見ておこるなり」とあるように、癪は遊女の十八番であった。癪をおこして、男の心を引きつけようとしたのである。

しかし、本物の癪も激痛であった。そのさまを「芋虫《いもむし》のこなししている強い癪」と詠んでいる。からだを折って痛みをこらえた場面を描いた錦絵がある。それに、「積《つもる》という字が癪の根拠と。古き俚諺《はうた》にあらねども　酒宴の仕舞いをお酌といひ　酌と癪は音通ずれば、贔屓《ひいき》に招き招かるる。座敷の数のつもりでは癪の手先を引き寄せつ暖めすぎて熱くなる。燗《かん》の加減も狐疑《まいりぎ》から、銚子くるふ対酌《ささごと》に昵話《ちわ》が増長《こうじ》ていつとなく鬱悶《じれったい》よと青っきり。手酌は酌にいよいよ害あり」と詞書《ことばがき》がつく。

癪は、酌女が客にある魂胆があるときに仮病に使われた。癪が差し込んだ振りをしたり、旅の道中で、癪をおこして、男の同情を買い、掏摸《すり》をはたらく悪女もいたようである。

しかし、癪はれっきとした病であった。『日葡辞書』では、癪について「脾臓《ひぞう》の病気、あるいは身体の一部に凝血した血のせいによる病」と解釈したのである。

女の病であった癪は、仮病にも使われた。「挙げくの果てはおこりもしねへ癪と号して、三日ばかりふて寝する」という。夫婦喧嘩《げんか》の果てであろうか。

中国の医学書では、癪を積聚《しゃくじゅう》というが、積の俗語が癪であり、気が五臓六腑《ごぞうろっぷ》に貯留すると、おこる痛みのことであり、男女別なくおこる病であった。

2　中気と中風

中高年の人に馴染《なじ》みのある「中気《ちゅうき》」と「中風《ちゅうぶう》」は、半身不随を指しているが、最近では使われなくなった。なぜだろう。中気、中風の代わりに脳卒中、脳溢血《のういっけつ》、脳出血、脳梗塞《のうこうそく》というようになった。半身不随をおこす原因が病名になったことで、中気、中風は次第にすたれていったのである。

しかし、中風は東洋医学では、れっきとした病名である。気あるいは風《ふう》が中《あた》った病気である。

中国医学では、古代から風を病の重要な原因としてきた。自然界の風は順風ばかりでない。疾風や嵐《あらし》が山野を荒れ狂う。それと同じように、悪い風すなわち風邪《ふうじゃ》が皮膚の腠理《そうり》（想像上の孔《あな》）を通って体内に入ると、さまざまに変化して病をひきおこすと説明したのである。

江戸時代になると、中国の医学書をそのまま受け入れていた平安時代より、医学知識がくだけてきた。江戸時代の医学事典『病名彙解《びょうめいいかい》』では、中風を真中風、卒中風、類中風にわけているが、ここでいう真中風だけが、昔から中国医学でいうところの外から腠理を通って体内に入った風邪でひきおこされる中風である。

類中風は火、熱、暑、食物などにあたったことによる病であった。現代の中毒、熱中症などはこれに入る。

卒中風は、卒然として昏倒《こんとう》して、意識を失うものであった。それに、いわゆる脳卒中が該当する。

貝原益軒《かいばらえきけん》のころ、江戸時代の中期になると、中風といえば卒中風のことだけを指すようになっていた。益軒の名著『養生訓《ようじょうくん》』に、「中風は外の風にあたった病気ではない。内に生じた風に中った病気である」とあるといいきっている。中国医学でもともといっていた真卒中は完全に姿を消していた。

益軒は中風になりやすい人について、次のように述べている。

「からだが肥えて、色が白く、気が少ない人が四十歳をすぎて、気が衰えてきたころ、七情の悩みや酒食の損傷をうけると、この病がおこる。いつも酒を多く飲んでいると、胃腸が損なわれ、元気が減り、内熱が生ずるから、内に風がおこって手足がふるえ、しびれ、麻痺《まひ》して、思うようにならず、口がゆがんで、物がいえなくなる。これはみな元気が不足したからである。だから若くて元気な人にはこの病気はない。もし、まれに若い人におこるとすると、かならず肥満して、気の少ない人である。この病気は下戸《げこ》にはめったにおこらない。もし下戸でこの病気になった人は肥満しているか、または気の少ない人である。気血が不足して力がなく、麻痺し、しびれるのである」

肥満で、色白で、酒飲みが中風になりやすいという。このころになると、中気、中風は完全に脳卒中のことだけをいうようになったのである。

卒中風は、元気だった人が突然、亡くなることが多い。それで、「卒中風さて賑《にぎ》やかな末期なり」と詠んだ川柳がある。家族や周りの人々が大騒ぎしているのだ。

卒中風とまでいかなくても、中風になる人は多かった。俳人小林一茶《こばやしいっさ》（一七六三～一八二七）もそのひとりであった。最初の発作は、文政《ぶんせい》三年（一八二〇）十月十六日、五十八歳の時におこった。手紙に雪道を歩いていて、転んで中風になったとあるが、発作をおこして転んだのだろう。このときは大根汁で治ったといっている。

しかし、最初の発作から四年後、文政七年に二回目の発作がおこった。それから三年後の文政十年十一月十九日に亡くなるが、闘病生活のなか、「初雪に一の宝は溲瓶《しびん》かな」と不自由な生活を彷彿《ほうふつ》させる句を詠んでいる。

さらに時代がくだって、明治時代に入ると、医学は漢方から西洋に替わって、現代医学になっていくが、このとき、漢方の病名は西洋医学の病名に置き換えられた。しかし、漢方の病名がそのまま西洋医学に通用しなかった。

なぜならば、漢方と西洋医学では、病名の立て方が大きく違っていたからである。たとえば、中風のように病気の原因が風や気であるといっているのに対して、西洋医学では、肺病とか回虫症といったように、病んだ場所とか病をひきおこした原因が病名となっていたからである。そのために、漢方の病名で、西洋医学の病名にあてはめることが難しいものがたくさんあった。たとえば、「癪」の病のように西洋医学では、判断に苦しむものがたくさんあった。それで、翻訳した病名を使った。それで、このとき、古くからの病名が消えていったのである。

しかし、できるだけ漢方の病名も残そうとした。そこで生まれたのが脳卒中である。卒中風の症状が西洋医学の脳溢血と同じであることから、脳に原因があるということを加えて、脳卒中という病名が生まれたのである。漢方と西洋を折衷した病名である。熱中症も折衷した病名である。

幕末から明治にかけて、西洋医学を入れた先人たちは、新しい病名をつくったとき、すでに西洋医学と同じ意味で、漢方で広く使っているものはできるだけ旧来のものを使った。たとえば、麻疹《ましん》、痘瘡《とうそう》、赤痢、猩紅熱《しょうこうねつ》、梅毒、淋病《りんびょう》、破傷風、乳ガン、喘息《ぜんそく》、頭痛、偏頭痛、難産などである。

しかし、まったく漢方では該当するものがないときに、翻訳して新しい病名を作り出すのに腐心した。いまのように、横文字をそのまま仮名文字にすることはなかったのである。その努力は新しい医学が速やかに日本に浸透していったことに大いに役立ったはずである。

3　腎虚

このようにして、医学では消えてしまった病名の中に、明治以後になっても巷間《こうかん》で使われていた病名があった。そのひとつが腎虚《じんきょ》であった。腎虚について『広辞苑』には「漢方の病名で、腎気（精力）欠乏に起因する病症の総称。俗に房事過度のためにおこる衰弱症をさす」とある。実は腎虚は和名であって、中国医学書には見当たらない。中国では陰痿《いんい》といったのであった。

漢方の理論では、腎の別名を命門といった。ここは生命の元、元気をつくり出し、貯蔵する場所と考えていた。腎臓《じんぞう》が尿をつくる場所であるといったのは西洋医学であった。『解体新書』の翻訳で、はじめてそのことを知ったのであった。

それまで、腎では、いわゆる精子をつくり、貯蔵していると信じていた。使いすぎると腎が空になるから、腎虚（インポテンツ）といったのである。しかし、明治以後、医学が西洋医学に替わっても「腎虚」は庶民の間に深く浸透していたが、インポテンツが一般に普及するようになったとき、腎虚が死語になってきたのであった。

ところで、腎虚は江戸時代の『好色一代男《こうしょくいちだいおとこ》』や『東海道中膝栗毛《とうかいどうちゅうひざくりげ》』など文芸作品にたくさん出てくる。川柳にも「腎虚をば堅っ苦しい奴が病み」とか「殿様を空堀にする美しさ」などと詠まれている。

六　新しく現れた病気

歴史は人々の営みとともに、病気との闘いの歴史でもあった。その長い歴史の中で、太古から依然として続いている病もあれば、抑えられたり、克服された病もあった。

しかし、新しい時代を迎えて、新しい環境のもとで、新たに現れた病もある。とくに、近代社会が農業立国から工業を基盤とする社会に変わったわずか二百年足らずの間に、生活習慣病、公害病、医原病、新興感染症など、現代社会を反映した病が次々と現れ、われわれの命を脅かしている。

1　食生活の変化と生活習慣病

日本の食生活は、明治維新後、徐々に洋式に変わっていったが、日本人に未曾有《みぞう》の被害をもたらした第二次世界大戦のあと、急速な変化を遂げた。戦前と戦後とでは同じ日本とは思えないほど多国籍の食文化が浸透してきている。

第一の変化はひどい米不足が原因で、パンやうどんが主食になったことである。しかし、パンの普及するきっかけは、学校給食にあった。

学校給食は戦時中に一部の都会で児童の栄養状態を改善するために始まっていたが、戦局が悪化して中止されていた。戦後、本格的に広範囲で学校給食が行われるようになった。そのきっかけは、戦争直後の食糧難の時代、国民の栄養状態が極度に悪化していたとき、小学校を視察した連合国救済復興機関（ＵＮＲＲＡ）が、アメリカの援助で学校給食の実施を求めた勧告であった。

はじめは副食だけで始まったが、昭和二十五年（一九五〇）から八大都市で、ガリオア資金を財源に、パンを主食とした完全給食が始まった。その後、日米講和条約が締結されて、ガリオア資金の援助がなくなったとき、一時的に学校給食が危ぶまれたが、二十九年に学校給食法が制定されてから全国的に学校給食が実施された。ほとんどの給食がパンを主食とし、牛乳を飲んで、副食は洋食であった。ここで子供たちから食生活の欧米化が始まり、その子らが成長してパン生活は一気に加速したのであった。

ところで、戦前まで庶民が親しんでいた洋食といえば、カレーライス、ハヤシライスか、流行歌で有名になったコロッケなどであった。カレーライスが日本に入ったのは、明治初年に洋食メニューとして紹介されたときであった。ついで札幌《さっぽろ》農学校の食事に隔日にカレーが出たことで広まったが、明治四十年代に海軍の兵食にカレーが加わったことで全国に知れわたった。しかし、一般の人にカレーの味が馴染《なじ》んで、カレーライスが洋食の王者になるのは昭和に入ってからであった。昭和四年に実業家小林一三のアイディアで、大阪の阪急百貨店の食堂にカレーライスが加わったことも大きく影響した。

戦後は給食だけでなく、食卓にも変化がおこった。マヨネーズに、ハンバーグ、とりの唐揚げ、スパゲッティ、マカロニ、サラダ、牛乳が登場し、子供たちの好物になったのである。

さらに、昭和三十年代になると、三十三年ごろからインスタントラーメンなどインスタント食品が出回り、テレビが普及し始め、冷蔵庫、電子レンジが家庭に入ったときにも食生活は変化した。食卓にレトルト食品が並び、町にはファーストフードの店が並んだ。

その結果、動物性タンパク質や脂肪の摂取量が急激にふえて、炭水化物の摂取量が急速に減少した。これが都会だけでなく、農村でも見られた。

食生活の変化は、疾病構造を欧米型にした。脳卒中、ガンなど悪性腫瘍《しゅよう》、高血圧、心臓病などが四十代からふえてきた。それらがいずれ、命に関わる病気になることから、こうした病気を成人病と呼んだのである。しかし、成人病は若いころからの食生活、社会環境、運動不足、たばこなどの嗜好品《しこうひん》の取り方の積み重ねが遠因になっている。そこで生活習慣病と名を改めた。

生活習慣病は食生活や栄養と深く関わることから、国は、平成十二年に健全な食生活を目指した食生活改善のための指針を出した。

一日の食事にリズムをもつことから生活にリズムをつけ、米、雑穀をとり、バランスのとれた副食をとることで、塩分、脂肪の取り過ぎを抑えて栄養の過不足を防ぎ、体重を気にすることで過食を抑えることを求めている。

2　新興感染症

島国の日本では、いつの時代も新しい病気は海外からやって来た。かつては、病をもたらしたのは外国人であったが、日本人の海外進出が盛んになってからは、日本人自身が海外から新しい病を持ち帰った。その多くは、これまでもたびたび流行を繰返していたコレラや発疹《はっしん》チフス、マラリアなどであったが、近年はエイズ（後天性免疫不全症候群）やエボラ出血熱のような新しい病気がある。アフリカの奥地に潜んでいた病が、そこへ出かけた先進国の人間の手で世界の舞台に引き出されて、牙《きば》をむいて、多くの犠牲者を出したのである。

ところで、新興感染症は海外からのものだけではない。国内で発生し、広まっている。記憶に新しい病気にO《オー》157の大腸菌による出血性大腸炎やC型肝炎がある。

大腸菌はごく普通にからだの中に常在している、安全な菌であるが、なにかの理由で遺伝的性質が赤痢菌のもつ強烈な毒素を出すように変化する。その菌がO157である。平成八年の夏、この菌に汚染されていた給食の食材が原因で、大阪府堺市《さかいし》を始めほとんど全国の学校で食中毒がおこったのであった。

ウイルス性肝炎にA、B型があることがわかったのも現代になってからであるが、それ以上に、現代、問題になっているのがC型である。C型肝炎は日本にとくに多い。それは、昭和三十年代後半から、日本の経済成長にあわせるかのように、虫垂炎などの外科手術が盛んに行われるようになったことと関係がある。このころから、輸血が盛んに行われるようになった。このときウイルスに汚染された血液が使われたのである。

ウイルス性肝炎と肝ガンというと思い出すのが、ライシャワー大使が十九歳の青年に刺されて重傷を負った事件である。昭和三十九年（一九六四）のことであった。このときの手術に売血を使った輸血が行われた。そのために大使は術後に輸血性肝炎を発病して、社会問題となり、それをきっかけに、政府は血液銀行での買血を禁止し、献血による供血のみとし、都道府県の赤十字血液センターを整備して、保存血を管理することになったのである。また、輸血用血液は百パーセント献血でまかなうことになったのである。

しかし、ライシャワー大使は、このときの肝炎が原因で肝臓ガンを患って、平成二年に亡くなった。事件がおこってから二十六年後のことである。ウイルス性肝炎の恐ろしさを改めて知らされた死亡記事であった。

その後、血液を原料とした薬剤が開発された。一九七〇年代から八〇年代にかけて、血友病に使われた止血剤の血液製剤がエイズウイルスに汚染されていたことから、血友病患者がエイズになったことは記憶に新しいが、日本では、血液の病気以外でも出産後や大量出血した外傷などにたくさんの血液製剤が使われた。いま社会問題になっているのは、そのときに使われた血液製剤が原因でC型肝炎に感染した人がたくさんいることである。

C型肝炎をそのままにしていると、最後はかならず肝ガンになるために、厚生労働省はC型肝炎を新興感染症に指定して、輸血した人や血液製剤を使った人に、C型肝炎になっているか、いないかの検査をするように注意を呼びかけている。

3　医原病

医者にかかったことが原因で病気になることを医原病《いげんびょう》という。C型肝炎もある意味では医原病であるが、広く知られているのが、MRSA（メチシリン耐性黄色ブドウ球菌）による院内感染である。抗生物質がまったく効かなくなってしまった黄色ブドウ球菌がひきおこす感染症である。黄色ブドウ球菌は人に常在する菌であるために、健康な人には無害であるが、手術後の患部が汚染されたり、老衰した人が感染すると発病する。それに効く抗生物質がないために、昔の丹毒と同じように敗血症をおこして命を失う。

抗生物質の歴史は一九二八年（昭和三）にイギリスの細菌学者フレミングが発見したペニシリンで始まった。第二次世界大戦の終わりごろからアメリカで大量生産が可能になり、アメリカ軍は戦争で傷ついた兵士をペニシリンでたくさん救ったのである。戦中の日本にもドイツから情報が入り、梅沢浜夫らによる碧素《へきそ》（ペニシリン）研究が始まったが、それが完成する前に終戦になって、海外からペニシリンが入ってきた。

終戦直後、われわれ日本人が知らない間に、海外ではこのような発展があったのかと、驚かされたことのひとつがペニシリンであった。ペニシリンで多くの人の命を奪ってきた丹毒や髄膜炎が簡単に治ることに、人々は驚喜した。杉田《すぎた》玄白《げんぱく》がどうしても治すことができなかった梅毒も治る病気になった。

しかし、一九五〇年代に入って、はやくもペニシリンなど抗生物質が効かない病気があることがわかり、学会で大問題になっていた。黄色ブドウ球菌からペニシリナーゼというペニシリンを分解する物質が出ることがわかったのである。耐性菌の出現である。それに対してペニシリナーゼに分解されないメチシリンという抗生物質がつくられた。昭和四十七年（一九七二）ごろからは多剤耐性ブドウ球菌を抑える薬セファロスポリンが売り出され、早くも始まっていた院内感染を抑えたのであった。

このころから、再び感染症は恐ろしくないという驕《おご》りが医学界に広がっていた。しかし、昭和四十六年にはメチシリンが効かない黄色ブドウ球菌が現れ、一九七〇年代に世界各国に院内感染が始まり、一九八〇年代に入って、日本の病院でも広がり、大問題になったのである。その後、耐性菌に効果のある抗生物質や合成抗菌剤が作られたが、それに対する耐性菌が次々と現れて、耐性菌と抗生物質のいたちごっこが続いているのである。

いたちごっこを断ち切るためには抗生物質の使い方に細心の注意を必要とするが、それ以前に院内感染をおこさないことが絶対に必要である。手洗いを実行することで、患者が感染することを防ぐことができる。

実はこれと同じことが、一八四〇年代のウィーン大学の産科病棟でおこった。コッホが病原性細菌を発見して、感染症が病原菌によるということを見つけるより二十年前のことである。ここは医学生の訓練病棟と助産婦を訓練する病棟に分かれていた。医師や医学生の病棟では産褥熱《さんじよくねつ》で死ぬ人が多かった。助産婦病棟の十倍以上であった。その原因が医学生らが、産褥熱で死んだ人を病理解剖したあと、手洗いをせずに分娩《ぶんべん》室に入り、分娩を取り扱っていたことにあった。

ゼンメルワイスはこのことを統計的調査や動物実験によって見つけたのである。手洗い励行を医師や学生に求めた。だが、この結果をだれも信じなかった。典型的な医原病がここに発生していたのである。

医原病には薬剤の使い方の過ちや、副作用が原因で生じたものがある。広く知られたものに、昭和三十四年ごろから注目された日本特有のスモン、三十七年ごろから世界各地で社会問題になったサリドマイド事件がある。

スモンはキノホルムの大量投与が原因であることがわかり、昭和四十五年にキノホルムの発売が禁止された。

サリドマイドは一九五七年（昭和三十二）に西ドイツで開発された非バルビツール系鎮静・催眠剤であったが、妊婦が妊娠初期に用いるとアザラシ肢症の子供が生まれたり、死産した。日本では昭和三十八年から四十九年にかけて被害がたくさん出て、サリドマイド訴訟がおこり、五十九年に和解したが、その後の薬害訴訟の先鞭《せんべん》をつけた事件であった。

4　公害病

公害病とは、直接、その産業に携わらない者が、発生源の周辺の空気や、水や、土が汚染されて、それが原因となって発症する病気である。四日市喘息《ぜんそく》、水俣病《みなまたびよう》、イタイイタイ病が初期の公害病であるが、こうした病気を公害と呼んだのは戦後、急速に産業が発達したときからである。

しかし、江戸時代に、秋田の鉱山の周辺で被害があり、江戸に住む杉田玄白にだれかが相談したのであろう。玄白はその病の被害について鉱山が原因であることを手紙で述べている。また、戦前でも足尾銅山で鉱毒による被害が社会問題になっていた。

しかし、現代の病気として登場した公害病は、それ以前の被害と比べものにならない広い範囲におこった。住民の間に新たな病気が発生して、それを公害病と呼ぶようになったのである。

一方、食品工場の生産過程での過失が原因となった森永ミルクの砒素《ひそ》混入事件、カネミ油症など新しい奇病が発生したのも、現代の特色である。

カネミ油症事件は昭和四十三年（一九六八）に北九州市のカネミ倉庫が製造した米

ぬか油を使った人々の間に発症した病気であった。米ぬか油の脱臭工程でPCB（ポリ塩化ビフェニル）とその不純物PCDFが混入したのが原因であった。PCBは廉価で、絶縁油、触媒体などに広く使われていたが、カネミ油症事件をきっかけに昭和五十七年から使用禁止になったのである。

七　平均寿命と死生観

二十世紀後半は急速に高齢化の進んだ時代であった。二十世紀最後の年の平均寿命は、女性では八十四歳余まで伸びた。歴史的に見ても、世界的に見ても最高の記録である。

しかし、われわれの先人たちはずいぶん長い間、人生五十年といってきた。実状はどうだったのだろうか。

1　明治以後の平均寿命

わが国で平均寿命の統計をとるようになったのは、明治になってからである。信用に値する最初の統計が出たのが明治二十四年（一八九一）。このころの男の平均寿命は四二歳代、女は四四歳代であった。大正時代になっても男は四二歳代、女は四三歳代とあまり変わらない。

平均寿命に動きが出てきたのは昭和に入ってからである。最初の統計から四十四年経った昭和十年（一九三五）、男が四六・九二歳、女が四九・六三歳になった。約四十五年かけて、男の平均寿命が四歳、女が五歳伸びた。これは、大正時代に入って乳幼児の死亡が減少して、乳児死亡率が急速に改善されたことなどが影響している。しかし、その後、戦争が始まり、平均寿命は順調に伸びることができなかった。あの悲惨な太平洋戦争末期、多くの犠牲者を出した昭和二十年には、男二三・九歳、女三七・五歳に激減している。

戦後、生活は苦しかったが、復興が順調に進んでいた。その様子が平均寿命に表れている。昭和二十二年がちょうど五〇歳になった。その後、毎年伸び続けて、わずか四年後の二十六年に六〇歳代に入り、さらに二十年後の四十六年に七〇歳代に突入した。この間、抗生物質が登場して、肺炎や結核など高い死亡率であった病気から助かるようになっていた。

また、大正十一年（一九二二）に公布され、昭和二年から実施された健康保険法や国民健康保険組合（昭和十三年に任意発足）によって、いわゆる健康保険が実施されていたが、有名無実の状態が続いていた。二十四年ごろから整備が始まり、三十三年に国民健康保険法の公布、三十六年から行われた国民皆医療政策をもって健康保険の全国普及が達成され、誰もが医療を受けやすくなったが、このことも平均寿命を伸ばした一因となったのである。

昭和四十五年前後から、日本は先進諸国の中でも長寿国の仲間入りをしたが、あっという間に欧米列国を追い抜き、六十年には男女とも世界一の長寿となった。この年の平均寿命は男七四・七八歳、女八〇・四八歳である。このころ、明治生まれの人たちの若いころの食生活が話題になり、日本食が長命の原因になったのだろうといわれたのであった。

平成に入っても、平均寿命は男女とも伸び続けた。二十世紀最後の年、平成十二年には男七七・六四歳、女八四・六二歳であった。平均寿命は昭和三十年前後、日本は先進諸国の中で最下位にあった。それがわずか四十年でトップになった日本は歴史上、他に例のない速さで高齢化し、長寿国となったのである。いまでは、六十歳の還暦といっても、まだお若い。六十歳で亡くなれば、まだ、若いと惜しまれる年齢である。七十歳も古稀《こき》といえない状態になった。七十七歳の喜寿、八十八歳の米寿を健康に暮らしている人がたくさんいる。しかし、死への不安は大きい。多くの人がぽっくり死にたいと、ぽっくり信仰が盛んになってきた。

2　江戸時代の寿命

江戸時代は統計がないために、全国的な平均寿命はわからないが、飛驒《ひだ》高山地方の寺の過去帳をもとに行われた調査がある。その土地に住む医師須田圭三氏の労作であるが、それによると、明和《めいわ》八年（一七七一）から明治三年（一八七〇）までの百年の間の平均寿命は、男二七・八歳、女二八・六歳であった。このように低いのは、当時は、生まれても痘瘡《とうそう》を無事に済ませるまでは名前をつけないというほど、乳幼児が痘瘡で死ぬことが多かったことによる。

速水《はやみ》融《あきら》氏が宗門改めの人別帳をもとに、信州諏訪《すわ》地方の二歳を基準にした平均余命を調べている。二歳の子供が何歳まで生きるかということである。それによると、寛《かん》文《ぶん》十一年（一六七一）から享保《きょうほう》十年（一七二五）の五十四年間では男三六・八歳、女二九・〇歳であるが、享保十一年（一七二六）から安永《あんえい》四年（一七七五）の間では男四二・七歳、女四四・〇歳であった。女性の平均寿命が、享保十年の前後でこのように違うのはなにが原因であるかわからない。しかし、一歳児を除いた平均寿命は明治時代とあまり変わらない。

ところで、痘瘡《とうそう》による死亡は種痘《しゆとう》を行うようになって激減した。種痘（牛痘接種）は嘉永《かえい》二年（一八四九）に日本に導入されて、その翌年には全国各地で行われるようになったが、種痘が顕著な成果をもたらした実例がある。速水氏が美濃《みの》国安八郡西条村の宗門改帳で江戸後期の人口構成を調査したときに明らかにしたものである。この村の医師が京都に行って、種痘法を学んで帰った嘉永四年から、五歳以下の乳幼児の死亡率が著しく減少した。天保《てんぽう》二年（一八三一）から十一年までは乳児五人に一人が死んでいた。それが嘉永四年（一八五一）から百人のうちで三人に減ったのである。しかし、その医師が亡くなったあと、再び前近代的な死亡率に戻ってしまった。

なお、明治政府が最初に行った公衆衛生関係法は種痘法の布告であった。全国で種痘を強制的に行い、痘瘡を予防したのである。しかし、江戸時代でも、死亡率の高い子供を除くと、平均寿命は高くなる。飛騨高山の例では、二十一歳以上に絞ると、男六一・四歳、女六〇・三歳になる。女性が短いのは、当時の女性はお産で死ぬことが多かったからだろう。

3　貝原益軒と杉田玄白

ところで、江戸時代、芭蕉《ばしょう》がちょうど五十歳で亡くなった。まさに人生五十年である。しかし、だれもが短命であったのではない。百歳を越えた人が数十年にひとりの割合でいた。また、八十歳を越える人も珍しくなかった。有名な貝原益軒《かいばらえきけん》は正徳《しょうとく》四年（一七一四）に八十五歳で亡くなった。長生きして、経験したことを亡くなる前年に『養生訓《ようじょうくん》』に著したのである。

益軒は『養生訓』の中で、「命が短ければ、天下四海の富を得ても益なし。財の山を前につんでも用なし。然れば、道に従い、身を保ちて、長命なるほど大きな福なし。故に寿《いのちながき》は、五福の一、これを万福の根本なり」と長寿こそあらゆる幸せの根本であると語っている。

『解体新書』を訳した杉田《すぎた》玄白《げんぱく》も文化《ぶんか》十四年（一八一七）に八十五歳で亡くなった。

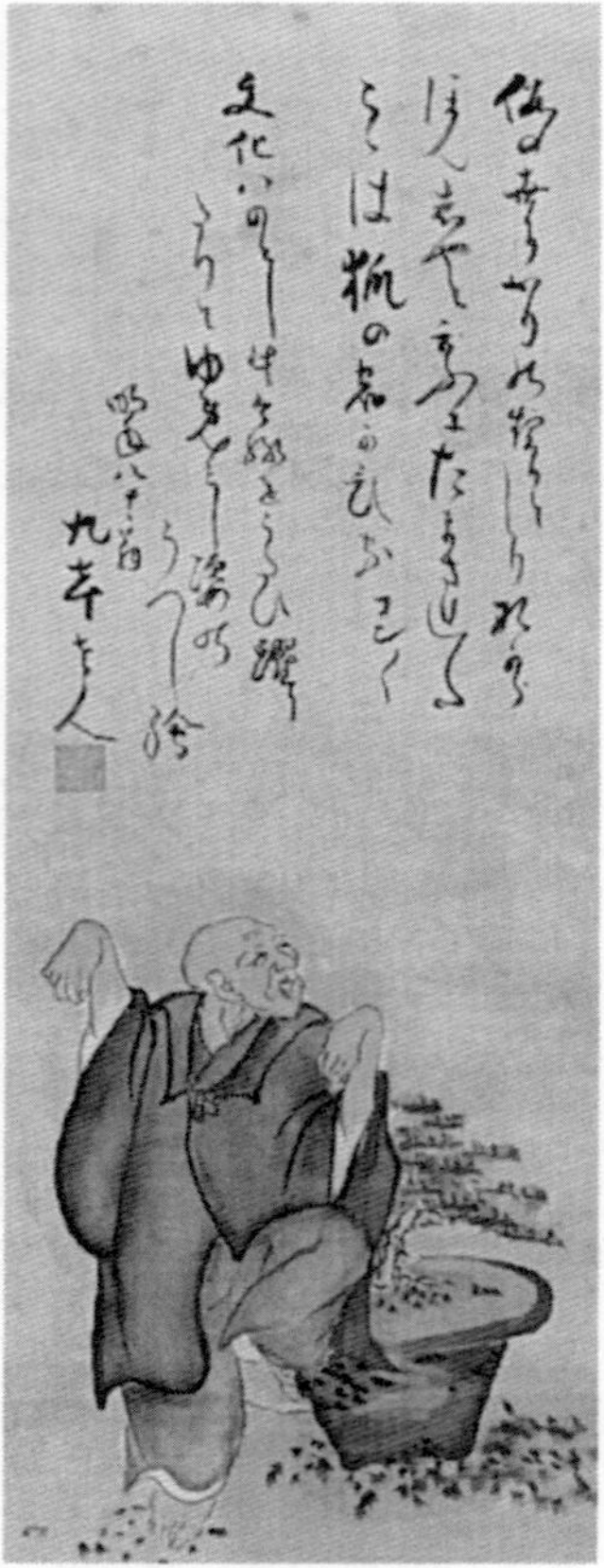

79歳の杉田玄白自画賛肖像
（早稲田大学図書館蔵）

玄白も長寿を喜んでいた。七十九歳のある日、筆のおもむくまま、両手をあげて、軽く踊る自画像を描き、次のような賛を入れている。

「偽《にせ》の世にかりの契りとしりながら　ほんじやと云ふにだまされた　ここは狐《きつね》の宿かひな　コンコン　文化八のとし　此今様をうたひ躍り　たりてゆめミし姿のうつし絵
明年八十翁　九幸老人」

　明年は八十歳になろうとしている玄白が、人生は仮の契りといい、そこで本当ということにだまされて生きてきた。しかし、人生は所詮《しょせん》、偽の世であるという。思い返せばあっという間に過ぎた人生を振り返ったときの、意味の深い言葉である。

九幸老人とは玄白の最晩年の号であり、その由来を、八十四歳の、亡くなる前年に書いた、随筆『耄耋独語《ぼうてつどくご》』に次のように語っている。

「翁は天の助けが篤く、幸いに生まれて八十あまりの歳になったが、今日までそれほど労苦を味わうこともなかった。ただ、十年前に比べれば、違うこともないわけではない。これという不足はないが、次第に起居などは昔と大いに違う。近い道も二、三里であれば行って戻ってくる。それで自分を知る人が幸いに幸いを重ねた人だと、逢う人ごとに褒める人が多い。それで、自分の幸せを数えて、九幸と号した」

玄白が数えた九幸とは、一に泰平に生まれたこと。二に都下に長じたこと。三に貴《き》賤《せん》に交わったこと。四に長寿を保ったこと。五に有禄を食《は》んだこと。六にいまだ貧をまったくしなかったこと。七に四海に名たること。八に子孫の多きこと。九に老いてますます壮なることであった。

しかし、『耄耋独語』には、老いて現れる目、耳、口（歯）の不具合を嘆いて、長生きの辛さを語っている。幸せを全うするのには、からだを健やかに生きることこそもっとも重要であることをわれわれは学ぶのである。

あとがき

現代人にとって医学や医療は、誰にとっても多かれ少なかれ関心のある話題である。とりわけ、健康への関心がいちだんと高まっている昨今は、誰もが健やかに、長生きをすることを望み、最後はぽっくり死ぬことができればと願っている。だが、ままならない。胎内にいるときから危機にさらされ、生まれたあとも、さまざまな危険が待ち受けていて、健やかに生きることは容易ではない。

しかし、むかしは生まれること自体、もっとたいへんであった。そして、生まれても、天然痘や消化不良でばたばたと死んでいった。天然痘を無事に乗り越えたときに、はじめて誕生を祝い、名前をつけた地方もあった。

その上、一人前に成長するまでに、命を脅かすさまざまなことに出会った。だから、こどもの成長にあわせた通過儀礼が重い意味をもったのである。

本書では遠い昔、縄文時代にまでさかのぼって振り返り、遺跡から発掘された骨が語る縄文生活に耳を傾け、きびしい環境で暮らした縄文人の生き様に思いを馳《は》せた。

その骨は強靱《きょうじん》な生活力や自然治癒の威力をまざまざと見せてくれる。われわれも本来このような自然治癒力をもっているはずであるが、人工的な環境の中で失われてしまったのだと教えてくれる。

弥生時代になると、結核を病んだ骨が現れる。結核は二十世紀に抗結核剤が見つかるまで、人類を痛めつけてきた。梅毒もまた、人類を苦しめた病であった。病んだ骨が江戸時代の遺跡から無数に発掘される。梅毒はいまは抗生物質で治るようになったが、ひとつの病が治るようになっても、エイズのように別の病が現れて、われわれを慌てさせる。

しかし、歴史を動かした病、流行病は、近代医学の登場の前と後で、かなり違ったものになっている。

古代では、神が疫病を支配すると信じ、疫病が広がるのは天皇の失政に対する神々の怒りの現れであると、天に向かって神の怒りをとくために大々的な祈禱《きとう》を行った。祈禱が医療より優先したのである。

しかし、時代がくだるにつれて疫病が海外から入ることや、病をはやらす疫神がいると想定するようになり、政治と疫病は無縁になっていった。その頃から伝染病は人から人へと感染する、隔離が効果あるという考えが生まれてくる。

そして、近代になって、伝染病の予防法を教えた西洋医学が漢方を制覇した。さらに現代では、長い間、恐れてきた伝染病に対する見方が変わった。あれほど恐れていた天然痘が撲滅された。伝染病といわず感染症というようになったことがそれを象徴している。しかし、自然は簡単に引き下がらない。天然痘に続いてポリオの克服を目指しているが、簡単ではない。また、新しい病気も現れている。

一方、古代では、個々の人の病は怨念《おんねん》が物の怪《もののけ》になって人を襲うのだと信じ、祈禱を行った。近代以前は無力な医療より祈禱が信頼されていた。しかし、近代医学は、病気の原因を科学的に明らかにして、宗教から医学を分離した。しかし、われわれはいまも、病からの回復を神に祈り、健康を祈り、神社仏閣に初詣《はつもうで》をする。からだは広大無辺な自然のなかに生きていること、自然の威力に逆らう恐ろしさを覚えているからだ。

現代の医療は、治療法も格段に進歩し、公衆衛生がすすみ、病を予防することができるようになった。それでどれだけ多くの人々が助かったか。歴史を見ると、その重みがよくわかる。

ところで、いまでこそ医学は自然科学に属するが、病み、治療する歴史は、科学史より文化史である。医療はからだの文化史である。病む苦しみには天下人も勝てない。

そこにはひたすら病から救われたいと願い、もだえ、虚飾を捨て去った人間の姿が見える。

栄華をきわめた藤原道長《ふじわらのみちなが》も、平清盛《たいらのきよもり》も、徳川家康《とくがわいえやす》も、最後は病苦に痛めつけられて生涯を終えている。長寿を礼賛していた杉田玄白《すぎたげんぱく》も、老いていくからだの衰えには勝てず、その嘆きを随筆に書きとどめている。

病気は人というからだの中でおこっている異常の表れである。祈禱はこころを癒したが、からだの異常を捉《とら》えることができなかった。自然科学の医学は、それをからだから取り出して詳しく調べて結果を出すが、こころをからだに置き去りにしてきた。

歴史を振り返ると、医療の発展のすばらしさに感嘆するが、ほころびも見えてくる。薬害、公害、医原病がなぜおこるのか、全人的医療が求められ、必要だと思い、その方向に向かっているのだが、行く先はまだ遠い。

本書は一九九八年から九九年にかけて「大法輪」に連載したものに加筆・訂正をし、さらに新たに書き足し、日本史の流れのなかで古代から近代と、大まかに配列し直したものである。

講談社出版研究所の故小枝一夫氏が連載を読んで、ぜひ出版するようにと力づけてくださった。そのとき小枝氏がガンを病み、かなり進んでいたことを後で知った。生前に求めに応えることができなかったことが悔やまれる。小枝氏と後任の服部千賀子さんの力添えがなければ、この本は世に出なかった。両氏に心から感謝して、筆を擱《お》く。

平成十四年四月

酒井シヅ

参考文献

大田区立郷土博物館編『トイレの考古学』東京美術　一九九七年
厚生省医務局編『医制百年史・資料編』ぎょうせい　一九七六年
酒井シヅ編『疫病の時代』大修館書店　一九九九年
新村拓『古代医療官人制の研究』法政大学出版局　一九八三年
新村拓『日本医療社会史の研究』法政大学出版局　一九八五年
立川昭二『近世　病草紙』（平凡社選書）一九七九年
立川昭二『明治医事往来』新潮社　一九八六年
立川昭二『江戸　病草紙』（ちくま学芸文庫）一九九八年
C・P・ツュンベリー　高橋文訳『江戸参府随行記』（東洋文庫）平凡社　一九九四年
土肥慶蔵『世界黴毒史』形成社　一九七三年
日本医史学会編『図録日本医事文化史料集成』1―5　三一書房　一九七八年
服部敏良『平安時代医学の研究』吉川弘文館　一九八八年
服部敏良『江戸時代医学史の研究』吉川弘文館　一九七八年
服部敏良『王朝貴族の病状診断』吉川弘文館　一九七五年
芳賀徹『杉田玄白』（日本の名著）中央公論社　一九八四年
速見融『近世濃尾地方の人口・経済・社会』創文社　一九九二年
平松啓一『抗生物質が効かない』集英社　一九九九年

富士川游『日本医学史綱要』1―2（東洋文庫）平凡社　一九七四年
富士川游『日本疾病史』（東洋文庫）平凡社　一九六九年
福田眞人『結核という文化』（中公新書）二〇〇一年
トク・ベルツ編　菅沼竜太郎訳『ベルツの日記』上・下（岩波文庫）一九九二年
ポンペ　沼田次郎共訳『日本滞在見聞記』（新異国叢書）雄松堂書店　一九六八年
三浦豊彦『労働と健康の歴史』1―4　労働科学研究所　一九七八―八一年
山下政三『脚気の歴史』東京大学出版会　一九八三年
山崎佐『日本疫史及防疫史』克誠堂書店　一九三一年
山本成之助『川柳医療風俗史』牧野出版社　一九七二年
山本俊一『日本コレラ史』東京大学出版会　一九八二年
坂本太郎ほか校注『日本書紀』上・下　岩波書店　一九八〇―八一年
直木孝次郎ほか訳注『続日本紀』1―4（東洋文庫）平凡社　一九八六―九二年

本書の原本は、二〇〇二年五月、小社より刊行されました。

酒井シヅ（さかい　しづ）

1935年静岡県生まれ。三重県立大学医学部卒業。東京大学大学院修了。医史学専攻。順天堂大学医学部教授を経て、現在、順天堂大学特任教授、順天堂大学名誉教授、日本医史学会理事長。著書に『松本《まつもと》順《じゅん》自伝・長与《ながよ》専斎《せんさい》自伝』（共著）『日本の医療史』『絵で読む江戸の病と養生』『すらすら読める蘭学事始』『解体新書』（講談社学術文庫）などがある。

講談社学術文庫

定価はカバーに表示してあります。

病《やまい》が語《かた》る日本《にほん》史《し》

酒井《さかい》シヅ

2008年8月7日　第1刷発行
2020年6月2日　第23刷発行

発行者　渡瀬昌彦
発行所　株式会社講談社
東京都文京区音羽 2-12-21　〒 112-8001
電話　編集　(03) 5395-3512
販売　(03) 5395-4415
業務　(03) 5395-3615

装　幀　蟹江征治
印　刷　株式会社東京印書館
製　本　株式会社国宝社

ISBN978-4-06-159886-7

「講談社学術文庫」の刊行に当たって

これは、学術をポケットに入れることをモットーとして生まれた文庫である。学術は少年の心を養い、成年の心を満たす。その学術がポケットにはいる形で、万人のものになることは、生涯教育をうたう現代の理想である。

こうした考え方は、学術を巨大な城のように見る世間の常識に反するかもしれない。また、一部の人たちからは、学術の権威をおとすものと非難されるかもしれない。しかし、それはいずれも学術の新しい在り方を解しないものといわざるをえない。

学術は、まず魔術への挑戦から始まった。やがて、いわゆる常識をつぎつぎに改めていった。学術の権威は、幾百年、幾千年にわたる、苦しい戦いの成果である。こうしてきずきあげられた城が、一見して近づきがたいものにうつるのは、そのためである。しかし、学術の権威を、その形の上だけで判断してはならない。その生成のあとをかえりみれば、その根は常に人々の生活の中にあった。学術が大きな力たりうるのはそのためであって、生活をはなれた学術は、どこにもない。

開かれた社会といわれる現代にとって、これはまったく自明である。生活と学術との間に、もし距離があるとすれば、何をおいてもこれを埋めねばならない。もしこの距離が形の上の迷信からきているとすれば、その迷信をうち破らねばならぬ。

学術文庫は、内外の迷信を打破し、学術のために新しい天地をひらく意図をもって生まれた。文庫という小さい形と、学術という壮大な城とが、完全に両立するためには、なおいくらかの時を必要とするであろう。しかし、学術をポケットにした社会が、人間の生活にとってより豊かな社会であることは、たしかである。そうした社会の実現のために、文庫の世界に新しいジャンルを加えることができれば幸いである。

一九七六年六月　　野間省一